Medikamente im Test
Bluthochdruck

Anke Nolte

MEDIKAMENTE IM TEST
BLUTHOCHDRUCK

unter Mitarbeit von Prof. Dr. med. Manfred Anlauf, Prof. Dr. Gerd Glaeske und Dr. Judith Günther

Stiftung Warentest

Inhaltsverzeichnis

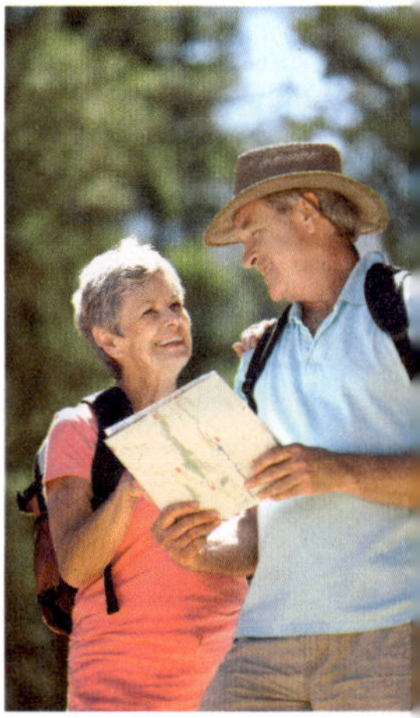

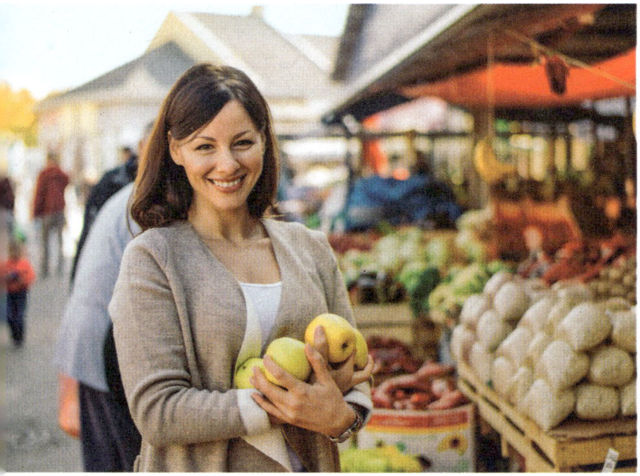

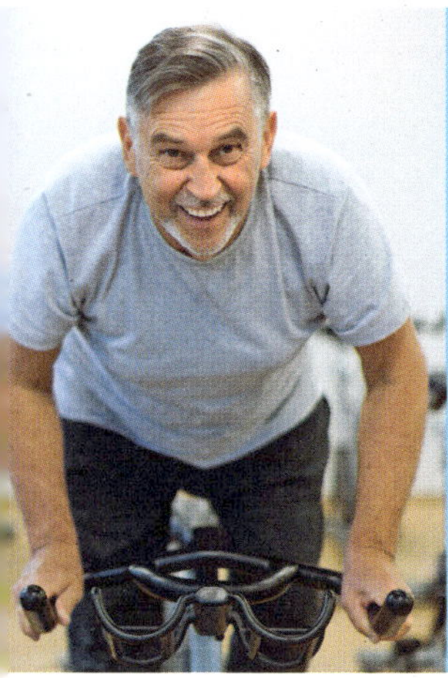

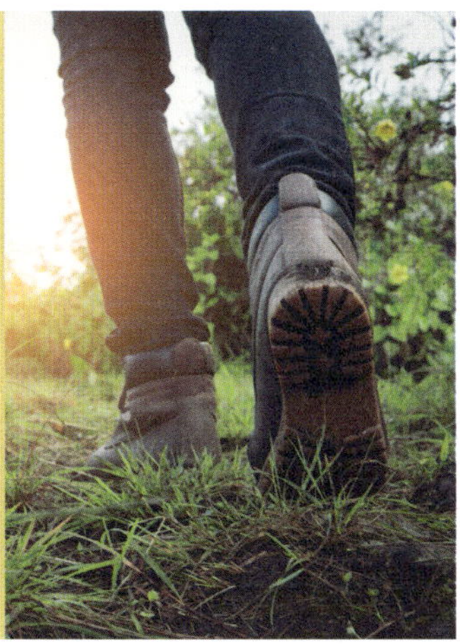

Was wollen Sie wissen?

Vielleicht sind Sie entsetzt, verwundert, verwirrt. Ich soll Medikamente gegen Bluthochdruck einnehmen!? Will ich das, muss ich das? Vorbehalte und Zweifel sind berechtigt. Und nicht alle Fragen können mit der Ärztin oder dem Arzt geklärt werden.

Brauche ich wirklich Medikamente?

Das hängt nicht allein von Ihren Blutdruckwerten ab. Denn es sollen nicht nur die Messwerte gesenkt werden, sondern vor allem Ihr Risiko, eine Herz-Kreislauf-Erkrankung zu erleiden. Und dieses Risiko setzt sich aus vielen Puzzlesteinen zusammen: Ob Sie männlich oder weiblich und wie alt Sie sind, ob Sie rauchen ober Übergewicht haben, ob neben dem Blutdruck auch Ihre Blutfettwerte erhöht sind oder ob Sie etwa an Diabetes leiden. Einige dieser Risikofaktoren sind beeinflussbar. Daraus ergibt sich die zweite Säule der Therapie: Eine Veränderung des Lebensstils hat fast den gleichen Stellenwert wie Medikamente! Ob Sie Medikamente brauchen, kann also davon abhängen, wie motiviert Sie sind, etwas in Ihrem Leben zu verändern. Mehr dazu im ersten Kapitel.

Aber die Mittel haben doch Nebenwirkungen!

Stimmt. Zumindest theoretisch. Schließlich gibt es keine Wirkung ohne Nebenwirkung. Manche kommen häufiger vor, andere seltener oder fast nie. Es kann sein, dass Sie persönlich gar keine Probleme mit einem Medikament haben. Oder im Gegenteil, dass Sie mit einem Mittel einfach nicht zurechtkommen. Möglicherweise ist dann die Dosis zu hoch oder das Präparat ist nicht das richtige für Sie. Doch zu Beginn einer Behandlung mit Medikamenten müssen Sie möglicherweise etwas Geduld aufbringen. Der Organismus muss sich auf einen niedrigeren Blutdruck erst einmal einstellen. Treffen Sie die Entscheidung für oder gegen ein Medikament zusammen mit Ihrer Ärztin oder Ihrem Arzt. Über den Umgang mit Nebenwirkungen finden Sie mehr im zweiten Kapitel und im dritten wird die Kommunikation mit dem Arzt zum Thema.

Welches Medikament ist das beste für mich?

Die Auswahl ist groß: neun Wirkstoffgruppen, über 50 Wirkstoffe, Hunderte von Präparaten. Für kaum eine Erkrankung gibt es so viele und zumeist gut untersuchte Medikamente wie gegen Bluthochdruck. Sie setzen an unterschiedlichen Stellen im Körper an, die den Blutdruck regulieren, zum Beispiel am Kreislaufzentrum im Gehirn, an den Nieren, am Herzen oder den Blutgefäßen. Alle Substanzen haben ihre Vor- und Nachteile. Selbst Reservemittel sind in bestimmten Fällen unverzichtbar: etwa das Mittel Methyldopa in der Schwangerschaft. Bei dieser Auswahl lässt sich das für Sie individuell richtige Mittel oder die passende Kombination finden. Lesen Sie mehr dazu in den Kapiteln 2 und 5.

Mein Arzt hat mir zwei oder mehr Medikamente verordnet. Warum?

Viele Patienten brauchen mehr als ein Medikament, um den Blutdruck ausreichend zu senken. Ein Mittel reicht oft nicht, weil der Körper versucht, den Blutdruck auf der alten Höhe zu halten. Wenn verschiedene Wirkstoffe gleichzeitig an unterschiedlichen Punkten ansetzen, wird das für den Organismus immer schwerer. Eine solche Kombinationstherapie (Seite 61) hat den Vorteil, dass die Dosierung der einzelnen Mittel relativ niedrig gehalten werden kann. Dies ist einer der Gründe dafür, warum eine Kombination oft verträglicher ist als eine Therapie mit nur einem Wirkstoff (Monotherapie).

Ist es absehbar, dass der Grenzwert für Blutdruck weiter sinkt?

Es wird schon seit einigen Jahren in der Fachwelt diskutiert, den bisherigen Grenzwert von 140/90 mmHg (Millimeter Quecksilbersäule, siehe Seite 16) zu senken. Denn das Risiko für Herz-Kreislauf-Erkrankungen steigt kontinuierlich schon ab Werten von 115/75 mmHg an. Dieser Tatsache trägt auch die bisherige Einteilung des Blutdrucks Rechnung, bei der nur Werte bis 120/80 mmHg noch als optimal gelten. Die kardiologischen Fachgesellschaften in den USA haben Ende 2017 den Schritt getan und den offiziellen Grenzwert in den Leitlinien auf 130/80 mmHg herabgesetzt (siehe Seiten 13 bis 15). Wo genau die Grenze zum Bluthochdruck liegt, ist also auch eine Ermessensfrage. Die Diskussion kann in jedem Fall dafür sensibilisieren, schon nicht mehr ganz optimale Blutdruckwerte ernst zu nehmen und schon früher zu versuchen, Veränderungen im Lebensstil vorzunehmen (siehe Seite 26).

Muss ich die Arzneimittel lebenslang einnehmen?

Lassen Sie sich nicht täuschen: Wenn Ihr Blutdruck nach einiger Zeit mit dem neuen Medikament sinkt, heißt das nicht, dass Sie vom Hochdruck „geheilt" sind, sondern dass das Mittel wirkt! Viele Menschen begehen den Fehler, dass sie die Medikamente dann absetzen oder nur noch unregelmäßig einnehmen, um die Risiken von Folgen eines hohen Blutdrucks (zum Beispiel Schlaganfall oder Herzinfarkt) zu verringern. Meist müssen die Tabletten tatsächlich lebenslang eingenommen werden. Aber nicht immer. Vielleicht hat sich Ihr Blutdruck erhöht, weil Sie stark an Gewicht zugenommen haben oder psychisch unter Druck standen. Dann stehen die Chancen gut, dass sich der Blutdruck wieder normalisiert, wenn sich Ihr Gewicht normalisiert oder auch Ihre Lebenssituation beruhigt hat. Was ein Medikament überflüssig machen kann, erfahren Sie ab Seite 26.

Lohnt es sich wirklich, dass ich dauerhaft Medikamente einnehme?

Bluthochdruck spürt man meistens nicht – seine späteren Folgen schon. Eine Hypertonie greift Hirn, Herz, Nieren und überhaupt alle Gefäße im Körper an. Langsam, aber sicher. Deshalb wird er auch der „stille Killer" genannt. Mit den Jahren steigt unbehandelt die Gefahr, an einem Herzinfarkt oder Schlaganfall zu sterben. Dabei geben Herzinfarkt und Schlaganfall nur einen Ausschnitt aller möglichen Folgeerkrankungen wider. Viele gute Studien an vielen Tausend Patienten haben bewiesen, dass Medikamente vor den bösen Folgen des Hochdrucks schützen können. Das bedeutet: ein längeres Leben und mehr Lebensqualität. Zum Langzeitnutzen der Medikamente steht mehr ab Seite 42.

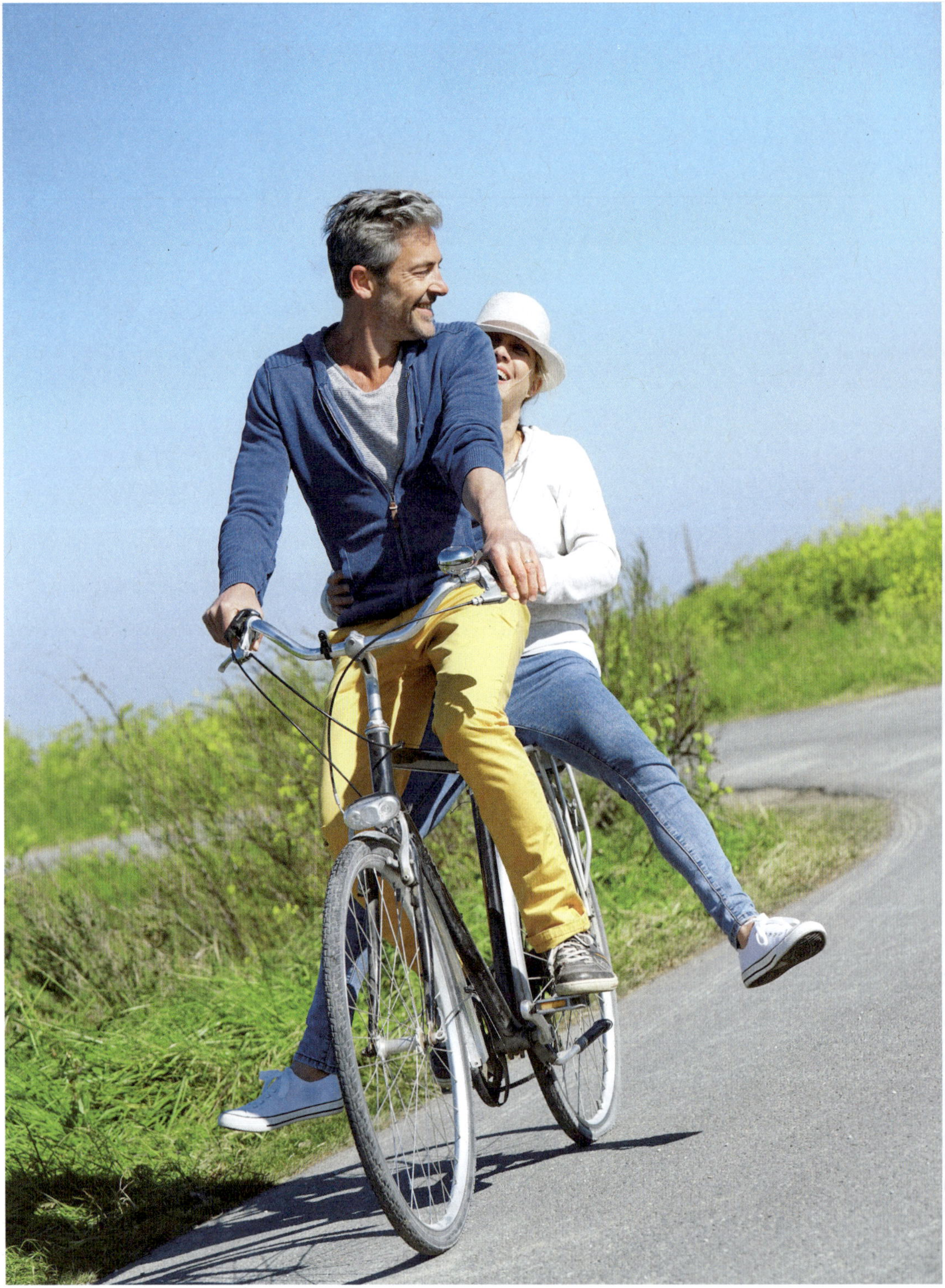

Medikamente – ja oder nein?

Brauche ich wirklich ein Medikament? Wie sieht die Bluthochdruck-Behandlung aus, die für mich am besten passt? Das sollten Sie gemeinsam mit Ihrem Arzt entscheiden – und dabei nicht nur den Blutdruck berücksichtigen.

Die Diagnose Bluthochdruck kommt oft überraschend. Denn die meisten Menschen mit Hypertonie, so der medizinische Ausdruck für Bluthochdruck, bemerken nichts davon. Verständlicherweise ist dann die Motivation gering, etwas dagegen zu tun. Doch so unauffällig ein Bluthochdruck auch daherkommt: Er schädigt auf Dauer sämtliche blutversorgende Gefäße, in der Fachsprache Arterien oder Arteriolen, und damit lebenswichtige Organe. Die Hälfte aller Herzinfarkte und Schlaganfälle wären vermeidbar, wenn Bluthochdruck rechtzeitig bekämpft wird. Deshalb hat Ihnen Ihre Ärztin, Ihr Arzt womöglich nahegelegt, Medikamente gegen Bluthochdruck, sogenannte Antihypertensiva, einzunehmen. Sie können nachhaken, ob wirklich ein Medikament nötig ist. Und wenn ja, welches am besten passen würde. Je besser Sie informiert sind, desto eher sind Sie in der Lage, zusammen mit Ihrem Arzt eine gemeinsame Strategie zu entwickeln. Sie sollten sich dabei nie alleine auf Tabletten verlassen: Mit Bewegungs-, Ernährungs- oder Entspannungsmaßnahmen steigen die Chancen, dass die Medikamente reduziert oder abgesetzt werden können.

Bluthochdruck – die richtige Diagnose

Haben Sie Ihren Blutdruck mehrmals gemessen oder messen lassen? In der Arztpraxis und auch zu Hause? Ein einzelner Messwert sagt nämlich wenig aus.

Der Blutdruck schnellt im Alltag immer mal wieder in die Höhe. Das ist normal – diese Schwingungsfähigkeit des Blutdrucks ist sogar lebenswichtig. Denn je nach Situation und Tätigkeit braucht der Körper einen anderen Druck, mit dem das Blut über den Körper verteilt wird. Wenn wir beispielsweise nach dem Liegen aufstehen, erhöht sich der Blutdruck meist schlagartig, damit das Gehirn ausreichend durchblutet wird. Denn gegen die Schwerkraft muss das Herz das Blut schnell nach oben in den Kopf pumpen. Der Blutdruck steigt auch bei körperlicher Aktivität. Denn dann brauchen bestimmte Muskeln mehr Blut, damit sie ihre Leistung bringen können. Vor einer Prüfung geht ein hoher Blutdruck mit einem Höchstmaß an Wachheit und Konzentration einher. Nachts beim ruhigen Schlafen sinkt er dagegen ab und erreicht häufig gegen drei Uhr nachts einen Tiefpunkt.

Unterer und oberer Wert

Hoher Blutdruck gilt erst dann als krankhaft, wenn er über mehrere Wochen auf hohem Niveau bleibt oder immer wieder stark erhöhte Werte ohne entsprechenden Anlass auftreten. Eine Hypertonie besteht nach den derzeit gültigen Grenzwerten, wenn bei der ärztlichen Messung die Blutdruckwerte mehrmals an verschiedenen Tagen bei 140/90 mmHg oder darüber liegen, möglichst zu verschiedenen Tageszeiten gemessen. Bei der ersten Messung sollte der Arzt den Blutdruck an beiden Armen erfassen. Denn die Werte können unterschiedlich ausfallen, zum Beispiel, weil es auf einer Seite einen Engpass in den Gefäßen gibt. Der Blutdruck sollte zukünftig immer am Arm mit den höheren Werten gemessen werden. Zusätzlich ist eine Langzeitmessung (siehe Kasten rechts) zu empfehlen, die der Arzt einleitet und die die genauesten Ergebnisse liefert.

Der Druck wird immer in zwei Werten angegeben. Der obere Wert misst den Blutdruck zu dem Zeitpunkt, an dem sich das Herz zusammenzieht, um das Blut in die Arterien zu pumpen. Das ist der systolische Druck. Der untere Wert zeigt den Blutdruck, wenn der Herzmuskel wieder erschlafft, um das Blut anzusaugen. Dieser diastolische Druck zeigt also den Blutdruck, wenn der

Herzmuskel entspannt ist. Deshalb ist dieser Wert auch immer niedriger als der systolische Druck.

Für die Diagnose Bluthochdruck ist es übrigens nicht erforderlich, dass beide Grenzwerte erreicht oder überschritten werden. Auch wenn nur der systolische oder der diastolische Wert erhöht ist, handelt es sich um einen Bluthochdruck. Gerade bei älteren Menschen ab dem 65. Lebensjahr ist die sogenannte isolierte systolische Hypertonie recht häufig, bei der nur der obere Wert über dem Grenzwert liegt (siehe Tabelle Seite 14). Bei jüngeren Menschen ist möglicherweise nur der untere, der diastolische Wert zu hoch.

Grenzwerte für Bluthochdruck

Als Schwelle zum Bluthochdruck gilt in Deutschland der Wert 140/90 mmHg (Stand März 2018), eine Herabsetzung nach US-Vorbild auf 130/80 mmHg wird allerdings diskutiert. Denn es handelt sich nicht um eine scharfe Grenze, ab der sich ein Schalter umlegt von ungefährlich auf gefährlich.

Das Risiko für Schäden an den Organeno wächst kontinuierlich bereits ab einem Wert von 115/75 mmHg. Im Bereich von 130 bis 139 mmHg systolisch und 80 bis 89 mmHg diastolisch kann es bereits doppelt so hoch sein, als wenn der Druck bei Werten bis zu 120/80 mmHg liegen würde. Diesem fließenden Übergang versucht die Unterteilung in „optimalen", „normalen" und „hochnormalen" (besser: „noch normalen") Blutdruck gerecht zu werden, wie in der Tabelle auf Seite 14 ersichtlich.

→ Je niedriger, desto besser?

Die Fachleute sind sich nicht völlig einig, ab welchen Werten ein Bluthochdruck behandelt werden sollte. Eine Änderung der Grenzwerte auf Basis großer Studien deutet sich schon seit Längerem an. So haben die kardiologischen Fachgesellschaften in den USA in ihrer neuen Leitlinie von 2017 einen „erhöhten Blutdruck" (im Sinne eines hochnormalen Blutdrucks) bereits bei einem oberen

Die Langzeitmessung bildet die Schwankungen des Blutdrucks am verlässlichsten ab. Sie wird auch Ambulante Blut-Druck-Messung (ABDM) oder 24-Stunden-Blutdruckmessung genannt, weil Sie in Ihrem Alltag einen ganzen Tag und eine Nacht lang ein Blutdruckmessgerät am Körper tragen. So lassen sich auch zu hohe Werte während der Nacht aufspüren. Das kann ein Hinweis auf andere Krankheiten sein.

Grenzwerte in Deutschland (Stand März 2018)

Kategorie	Systolisch		Diastolisch
Optimal	< 120	und	< 80
Normal	120–129	und/oder	80–84
Hochnormal	130–139	und/oder	85–89
Hochdruck*			
Leicht (Grad 1)	140–159	und/oder	90–99
Mittel (Grad 2)	160–179	und/oder	100–109
Schwer (Grad 3)	> 179	und/oder	> 109
Isolierte systolische Hypertonie	≥ 140	und	< 90

* Ab diesen Werten ist eine ärztliche Behandlung angeraten.

Wert von 120–129 mmHg und einem unteren Wert bis 80 mmHg angesetzt. Ein Bluthochdruck Grad I beginnt bei ihnen schon ab Werten von 130/80 mmHg (siehe Tabelle „Grenzwerte in den USA“ Seite 15). Allerdings ist dies nicht gleichbedeutend damit, dass alle von diesen Werten Betroffenen bereits Medikamente einnehmen sollen. Beim in den USA neu definierten „erhöhten Blutdruck“ ab 120 mmHg/<80 mmHg werden generell nur nichtmedikamentöse Maßnahmen empfohlen. Beim neu definierten Bluthochdruck Grad I ab 130/80 mmHg lautet die Empfehlung meist ebenfalls: allgemeine Maßnahmen wie Sport oder Abnehmen. Nur für Patienten mit einem ganz besonders hohen Risiko für Herz-Kreislauf-Folgeschäden (siehe Seite 22) werden Medikamente angeraten.

Auch wenn die neuen Grenzwerte noch nicht allgemein akzeptiert sind: Die Diskussion kann das Bewusstsein für das schleichende Risiko schärfen. Schon bei einem Blutdruck, der nur leicht erhöht ist, kann es sich lohnen, den Lebensstil anzupassen (siehe Seite 26 ff.). Es spricht vieles dafür, dass sich die europäischen und deutschen Grenzwerte mit der Zeit den US-amerikanischen angleichen werden. Sollte Ihnen Ihr Arzt also bereits bei einem nur ganz leicht erhöhten (also nicht mehr ganz optimalen) Blutdruck zu Gegenmaßnahmen raten, orientiert er sich vermutlich an den aus den USA kommenden Empfehlungen.

Weißkitteleffekt

Ein niedrigerer Grenzwert gilt tatsächlich für die Messung zu Hause. Dort liegt die

Grenzwerte in den USA (seit Herbst 2017)

Kategorie	Systolisch		Diastolisch
Normaler Blutdruck	< 120	und	< 80
Erhöhter Blutdruck*	120–129	und	< 80
Hochdruck*			
Grad 1	130–139	oder	80–89
Grad 2	ab 140	oder	ab 90

* Ab diesen Werten wird eine ärztliche Behandlung angeraten, die aber bei geringem Herz-Kreislauf-Risiko meist aus allgemeinen Maßnahmen ohne Medikamente besteht.

Grenze bei 135/85 mmHg anstatt bei 140/90 mmHg in der Arztpraxis. Der Grund dafür ist der sogenannte Weißkitteleffekt – ein Begriff, der auf die traditionelle Berufskleidung des Arztes anspielt: In Anwesenheit von medizinischem Personal sind viele Menschen etwas nervös, wodurch ihr Blutdruck steigt. Bei etwa 10 bis 30 Prozent der Patientinnen und Patienten lässt sich eine solche Praxishypertonie beobachten: In der Sprechstunde haben sie zu hohe Werte, während die Werte zu Hause normal ausfallen, was unter anderem durch die 24-Stunden-Messung nachgewiesen werden kann (siehe Kasten auf Seite 13).

Falls Sie zu den Menschen gehören, die nur in der Praxis erhöhte Werte haben, ist das noch kein Grund zur Entwarnung. Medikamente sind dann zwar nicht angezeigt, aber Sie sollten Ihren Blutdruck im Auge behalten und mehr Energie in die Vorbeugung stecken (siehe Seite 26 ff.). Denn ein Teil der Menschen mit einer Praxishypertonie entwickelt mit der Zeit einen richtigen Bluthochdruck.

Bei einigen wenigen Patienten wird übrigens das umgekehrte Phänomen beobachtet: In der Praxis sind die Werte normal, im Arbeitsalltag aber deutlich erhöht. Auch diese Patienten mit einer sogenannten maskierten Hypertonie können durch eine Langzeitmessung entdeckt werden.

Nicht nur der Blutdruck zählt

Vor einer blutdrucksenkenden Behandlung sollte nicht nur anhand mehrerer Messungen gesichert sein, ob wirklich ein Bluthochdruck besteht. Eine sorgfältige Diagnose beinhaltet noch weitere medizinische Untersuchungen, und das aus drei Gründen.

1. Zum einen gilt es herauszufinden, welche Form der Hypertonie bei Ihnen vorliegt. Handelt es sich wie in den allermeisten Fällen um einen Bluthochdruck als eigenständige Krankheit – essenzielle oder primäre Hypertonie genannt (siehe Seite 16)? Oder hat sich der Bluthochdruck aufgrund einer anderen Erkrankung, wie etwa einer Nierenerkrankung oder

einer hormonellen Störung, entwickelt? In diesem Fall spricht man von einer sekundären Hypertonie (siehe Seite 17).

2. Ein Blutdruck wird heute nicht mehr isoliert behandelt, sondern immer in der Zusammenschau mit weiteren Risikofaktoren für eine Herz-Kreislauf-Erkrankung, wie eine familiäre Vorbelastung, Übergewicht (siehe Seite 29), Diabetes, eine Fettstoffwechselstörung (siehe Seite 18) oder Rauchgewohnheiten (siehe Seite 35).
3. Schließlich sollte ggf. kontrolliert werden, ob der Bluthochdruck schon Organschäden angerichtet hat (siehe Seite 43 ff.).

Laborwerte des Bluts oder Urins zum Beispiel können anzeigen, ob zu viel Zucker oder Fette im Blut schwimmen. Oder ob die Nieren als Folge des Bluthochdrucks bereits geschädigt sind. Ein Elektrokardiogramm (EKG) gibt Aufschluss über Herzrhythmusstörungen oder verengte Herzkranzgefäße. In einer Ultraschallaufnahme des Herzens (Echokardiografie) kann die Ärztin, der Arzt erkennen, ob sich der Herzmuskel aufgrund eines schon länger bestehenden Bluthochdrucks bereits vergrößert hat. Deshalb werden Sie in der Arztpraxis auch nach Ihrer Krankengeschichte und Ihren Lebensgewohnheiten gefragt.

Primäre Hypertonie

Meistens lässt sich keine eindeutige Ursache für einen Bluthochdruck erkennen. Für diese primäre oder essenzielle Hypertonie ist oft ein ungesunder Lebensstil verantwortlich: zu wenig Bewegung, zu fettes und salziges Essen, chronischer Stress oder zu viel Alkohol. Das sind alles Risikofaktoren für einen Bluthochdruck, die wir selber beeinflussen können.

Daneben gibt es weitere Risikofaktoren, auf die wir keinen Einfluss haben – vor allem das Alter oder eine genetische Veranlagung. Doch eine Veranlagung kommt vor allem dann zum Zug, wenn sich andere Belastungen hinzugesellen, die mit der Lebensweise zu tun haben. Und auch mit dem Älterwerden muss sich nicht immer zwangsläufig ein Bluthochdruck einstellen:

---

i **Die Abkürzung „mmHg“** steht für für „Millimeter Quecksilbersäule“. Denn bei manchen älteren Messgeräten wird der Druck anhand der Höhe einer Quecksilbersäule in einem Glasröhrchen abgelesen. 120 mmHg bedeutet: Der Druck ist so stark, dass er eine Quecksilbersäule in einem Glasrohr 120 Millimeter hochtreiben kann.

Bei vielen Naturvölkern wie in Papua-Neuguinea, Südamerika oder Kenia bleibt der Blutdruck häufig bis ins hohe Alter normal. Behalten Sie deshalb die Stellschrauben im Auge, an denen man drehen kann (siehe Seite 26 ff.). Unabhängig davon, ob Sie Medikamente gegen den Bluthochdruck einnehmen oder nicht.

Sekundäre Hypertonie

Bei weniger als 5 von 100 Hypertonikern liegt dem Bluthochdruck eine andere Erkrankung zugrunde. Dann handelt es sich um eine sekundäre Hypertonie, von der häufig bereits jüngere Menschen betroffen sind. Wenn bei einer sekundären Hypertonie die Grunderkrankung geheilt wird, besteht die Chance, dass sich der Blutdruck normalisiert.

- **Nierenerkrankungen:** Die Nieren spielen eine zentrale Rolle bei der Blutdruckregulation und ein Nierenschaden ist die häufigste Ursache für eine sekundäre Hypertonie. Dabei kann es sich entweder um eine Verengung der großen Nierenarterien (Nierenarterienstenose) handeln oder um eine Entzündung des Nierengewebes (Nierenparenchym). Diese renoparenchymatöse Hypertonie ist die häufigste Form einer sekundären Hypertonie.
- **Hormonelle Erkrankungen:** Ein meist gutartiger Tumor in der Nebennierenrinde oder im Nebennierenmark kann zu einer Überproduktion von Hormonen führen (in diesem Fall Aldosteron bzw. Katecholamine), was den Blutdruck in die Höhe treibt. Auch eine Funktionsstörung der Schilddrüse kann einen Bluthochdruck zur Folge haben.
- **Atemstillstände im Schlaf (Schlafapnoe):** Bei den Betroffenen erschlafft während des Schlafs die Muskulatur der oberen Atemwege, sodass sie keine Luft mehr bekommen. Die nächtlichen Erstickungsanfälle erhöhen den Blutdruck. Zu den Gegenmaßnahmen gehören Abnehmen (siehe Seite 29) und Alkohol am Abend vermeiden (siehe Seite 33).

Arznei-Check

Bluthochdruck kann auch eine Nebenwirkung von Medikamenten sein. Manche Schmerz- und Rheumamittel zum Beispiel können den Blutdruck nach oben treiben. Genauso Hormonpräparate wie die Pille oder Mittel gegen Wechseljahrsbeschwerden und Zyklusstörungen. Auch unter Kortison kann der Blutdruck steigen. Überprüfen Sie den Beipackzettel (siehe Seite 66 ff.) aller Medikamente, die Sie regelmäßig einnehmen.

Gefährlicher Kollege: Erhöhtes Cholesterin

Ob und wie erhöhte Blutdruckwerte behandelt werden, hängt auch von den Blutfettwerten ab. Tun sich diese beiden „stillen Killer" zusammen, wird es besonders gefährlich.

Häufig schwimmen bei Menschen mit Bluthochdruck auch zu viele Fettstoffe im Blut. Davon spüren die Menschen gar nichts. Erhöhte Blutfettwerte kommen genauso unauffällig daher wie eine Hypertonie und sie greifen ebenfalls die Gefäße an. Wenn diese beiden Risikofaktoren zusammen auftreten, addiert sich das Risiko für Herz-Kreislauf-Krankheiten nicht nur, sondern es potenziert sich. Um es bildhaft auszudrücken: Der Bluthochdruck verwandelt sich von einem beißenden Hund in einen reißenden Wolf – bei gleichen Blutdruckwerten wohlgemerkt. Herzinfarkt, Schlaganfall, Durchblutungsstörungen in den Beinen oder im Bauchraum können die fatale Folge sein. Wie die Blutfette Ihr Herz-Kreislauf-Risiko beeinflussen, lesen Sie ab Seite 22.

Cholesterin: Was ist normal?

Zu den Blutfetten (Lipiden) gehört das Cholesterin, das zunächst ein lebensnotwendiger Baustein des Körpers ist. Ein bestimmter Gehalt dieser Fette im Blut ist normal und notwendig, weil der Körper sie für vielfältige Zwecke braucht: Die Leber benötigt Cholesterin, um Gallensäuren herzustellen, und die Nebennieren stellen daraus unter anderem das Hormon Kortisol her. Die Körperzellen brauchen Cholesterin zu-

---

Vom metabolischen Syndrom spricht man, wenn sich erhöhte Blutdruck- und Blutfettwerte auch noch mit erhöhtem Blutzucker und Übergewicht (in Apfelform, siehe Seite 29) verbünden. Schwere Folgeerkrankungen (siehe Seite 43 ff.) werden wahrscheinlicher, weil sich die verschiedenen Risikofaktoren gegenseitig verstärken. Wenn sich aus den Vorstufen bereits Bluthochdruck oder Diabetes entwickelt hat, sind in der Regel Medikamente notwendig.

dem als Baustoff für die Zellwände und die Geschlechtsdrüsen verwenden diesen Fettstoff, um daraus sowohl weibliche als auch männliche Hormone zu produzieren.

Ein Cholesterinwert unter 200 mg/dl gilt als normal, höhere Werte sollte man im Auge behalten. Ab einem Wert von mehr als 250 mg/dl spricht man von einem erhöhten Cholesterinspiegel. Ob Sie Ihren Lebensstil ändern sollten, ob Sie medikamentöse Fettsenker einnehmen sollten, hängt allerdings von vielen anderen Faktoren ab: etwa von der Höhe Ihres Blutdrucks, von Ihrem Alter, Geschlecht, Gewicht, der Krankengeschichte in Ihrer Familie. Oder ob Sie an Diabetes erkrankt sind oder rauchen (siehe Seite 24: SCORE-Chart). Vor allem aber auf die Zusammensetzung des Cholesterins kommt es an.

HDL und LDL: Gut und böse

Für die Entscheidung, ob ein erhöhter Cholesterinwert behandelt werden sollte oder nicht, ist es auch relevant, in welcher Form das Cholesterin vorliegt. Unterschieden wird zwischen HDL oder LDL. Das sind Lipoproteine, Verbindungen aus Fett und Eiweiß, die das Cholesterin umhüllen und zu den Zielorganen befördern. Den Transport von der Leber zu den Zellen – die damit zum Beispiel die Zellwand reparieren – übernimmt das Low Density Lipoprotein (LDL), das heißt ein Lipoprotein von niedriger physikalischer Dichte. Den Transport zurück von den Zellen zur Leber – die Cholesterin recycelt oder abbaut – obliegt einem anderen Lipoprotein, dem High Density Lipoprotein (HDL), das heißt einem Lipoprotein von hoher physikalischer Dichte.

Vor allem ein hoher LDL-Gehalt im Blut weist auf ein erhöhtes Risiko für eine Arteriosklerose hin: LDL lagert sich in feine Risse in der Arterienwand ein und verursacht dort bestimmte Formen von Entzündungen. Deshalb gilt LDL als „böses Cholesterin". HDL als „gutes Cholesterin" kommt eine Schutzfunktion zu, weil es Cholesterin aus der Blutbahn abtransportiert. Neueren Forschungsergebnissen zufolge scheint es auch der entzündungsfördernden Oxidation von LDL-Partikeln in der Gefäßwand entgegenzuwirken.

Der HDL-Wert sollte mehr als 40 mg/dl betragen. Der LDL-Wert dagegen sollte je nach Risikoprofil bestimmte Grenzen nicht überschreiten. Bei gesunden Menschen ohne Risikofaktoren sind das 160 mg/dl. Für Menschen mit Risikofaktoren oder bereits bestehenden Herz-Kreislauf-Erkrankungen gelten niedrigere Werte (siehe Tabelle auf Seite 21).

Mediziner ziehen zur Einschätzung des Cholesterinwerts auch das Verhältnis von LDL zu HDL heran, den sogenannten LDL/HDL-Quotienten. Werte unter 3 sind gut. Ein Beispiel: Der Quotient aus 150 mg/dl LDL und 60 mg/dl HDL beträgt 2,5. Werte zwischen 3 und 4 sind tolerierbar und Werte über 4 sollte man mit dem Arzt besprechen.

Triglyzeride

Triglyzeride dienen dem Organismus als Energiespeicher: unter anderem in Form

Ab dem 35. Lebensjahr bezahlen die gesetzlichen Krankenkassen alle zwei Jahre einen „Gesundheits-Check-up". Auch wenn diese Untersuchung als allgemeine Gesundheitsvorsorge umstritten ist, können Sie sie zur Bestimmung Ihrer Blutfette nutzen.

einer Fettschicht unter der Haut, als Polster für innere Organe sowie zur Wärmeisolierung des Körpers. Doch auch zu viele Triglyzeride im Blut begünstigen Ablagerungen in den Arterien und leisten einer Arteriosklerose Vorschub. Sehr hohe Triglyzeridwerte können außerdem zu einer Entzündung der Bauchspeicheldrüse führen. Eine Triglyzeridkonzentration von mehr als 150 mg/dl im Blut gilt als Warnsignal.

Häufig sind sowohl die Triglyzerid- als auch die Cholesterinwerte erhöht, dann sprechen Mediziner von einer gemischten Fettstoffwechselstörung.

Ernährung ist der Schlüssel

Ob Ihre Blutfette ansteigen, hängt unter anderem von der Ernährung ab. Manche Menschen können allerdings sehr fettreich essen und haben dennoch normale Cholesterinwerte. Das heißt, auch die erblichen Anlagen spielen eine Rolle.

Bei der Ernährung ist es weniger entscheidend, wie viel Fett Sie mit der Nahrung aufnehmen, sondern vielmehr, um welches Fett es sich handelt und wie hoch der Anteil an gesättigten Fettsäuren ist. Die finden sich in Lebensmitteln tierischen Ursprungs, wie zum Beispiel in Sahne, Butter, Butterschmalz, Gänseschmalz, fettreichem Käse sowie im Eigelb von Eiern. Aber auch Kokosfett und Palmöl oder auch Kakaobutter enthalten viele gesättigte Fettsäuren. Ungünstig auf den Fettstoffwechsel wirken sich auch die Transfettsäuren aus. Sie stecken in Fleisch und Wurst, in Fast Food und Fertiggerichten, aber auch in kommerziell hergestellten Back- und Süßwaren.

Dass sich die Triglyzeridwerte erhöhen, liegt häufig an einer kohlenhydratreichen Ernährung. Liegt zusätzlich ein Diabetes mit schlecht kontrollierten Blutzuckerwerten vor, können die Triglyzeride ebenfalls ansteigen. Ungünstig auf die Triglyzeride wirken sich außerdem mangelnde Bewegung (siehe Seite 26 ff.), Übergewicht (siehe

Arznei-Check

Auch Kortison, Östrogenpräparate oder Blutdruckmittel (etwa Betablocker, bestimmte Diuretika) können die Triglyzeridwerte steigen lassen.

Zielwerte für die Blutfette

Gesamtcholesterin	≤ 250 mg/dl
LDL	≤ 160 mg/dl
– Bei moderat erhöhtem Risiko, etwa bei Übergewicht („Apfeltyp“)	< 115 mg/dl
– Bei hohem Risiko, zum Beispiel nicht ausreichend behandelbarem, sehr hohem Blutdruck, Diabetes oder familiär bedingter Fettstoffwechselstörung	< 100 mg/dl
– Bei sehr hohem Risiko, konorarer Herzkrankheit oder bei Diabetes mit bereits vorhandenden Folgeerkrankungen oder schwerer Nierenfunktionsstörung	< 70 mg/dl (wenn nicht erreichbar, sollte der Ausgangswert zumindest um die Hälfte gesenkt werden)
HDL	≥ 40 mg/dl
Triglyzeride	≤ 150 mg/dl

Seite 29) und reichlicher Alkoholkonsum (siehe Seite 33) aus.

Wenn die Blutfette zu hoch sind, können Sie über eine fett- und herzgesunde Ernährung sowie mehr Bewegung Ihren Fettstoffwechsel in den Griff bekommen – und gleichzeitig hohe Blutdruckwerte bekämpfen. Das ist der Vorteil eines gesunden Lebensstils: Sie schlagen gleich mehrere Fliegen mit einer Klappe.

Ob Medikamente erforderlich sind oder nicht, richtet sich danach, wie sehr das Risiko für Herz-Kreislauf-Erkrankungen erhöht ist. Sind die Blutfette erhöht, aber haben Sie bisher noch keinen Herzinfarkt oder Schlaganfall erlitten, können nichtmedikamentöse Maßnahmen ausreichen.

▶ Wie es Ihnen gelingt, mit einer einfachen Ernährungsumstellung Ihre Cholesterinwerte in den Griff zu bekommen, können Sie in dem Ratgeber „Gut essen bei erhöhtem Cholesterin“ der Stiftung Warentest nachlesen. Dort erfahren Sie noch mehr über die verschiedenen Fettstoffe und bekommen gleichzeitig einfache und leckere Rezepte an die Hand.

Viele Puzzleteile – das Gesamtrisiko

Die Entscheidung, ob Medikamente oder nicht, hängt nicht nur von der Höhe Ihres Blutdrucks ab. Relevant ist Ihr Risiko für Herz-Kreislauf-Erkrankungen.

Rauchen Sie? Haben Sie Übergewicht? Weisen Sie neben erhöhtem Blutdruck auch erhöhte Blutzucker- und Blutfettwerte auf? Wurde bei Ihnen ein Diabetes festgestellt? Leiden Sie unter einer Herz- oder Nierenerkrankung? Auch das Alter, Geschlecht und frühzeitige Herz-Kreislauf- oder Gefäßerkrankungen in der Familie spielen eine Rolle. Das Gesamtrisiko setzt sich aus vielen Bausteinen zusammen und ist größer als die Summe der Einzelrisiken. Denn bestimmte Konstellationen, wie zum Beispiel gleichzeitig erhöhte Blutdruck- und Blutfettwerte, potenzieren das Risiko.

Man kann es auch positiv ausdrücken. Behält man das Gesamtrisiko im Auge, kann man flexibler vorgehen: Falls es nicht klappt, einen Risikofaktor genügend zu beeinflussen, kann man sich umso stärker darum bemühen, einen anderen auszuschalten. Es gibt genügend Stellschrauben, an denen man drehen kann.

Zu beachten ist, dass die folgenden Überlegungen nur für Personen gelten, deren Blutdruck die Werte von 180 mmHg systolisch oder 110 mmHg diastolisch nicht überschreitet. Auch gelten besondere Regeln für diejenigen, die bereits eine Herz-Kreislauf-Krankheit erlitten haben oder die an Diabetes oder einer Nierenerkrankung leiden.

Das persönliche Risikoprofil

Die Behandlung des Hochdrucks macht nur Sinn, wenn die Blutdruckwerte immer im Rahmen Ihrer individuellen komplexen Risikokonstellation gesehen werden. Denn das Ziel einer Hochdrucktherapie ist es nicht nur, die Blutdruckwerte zu senken, sondern langfristig eine Gefäß-, Nieren- oder Herzerkrankung zu verhindern.

Das Risiko wächst kontinuierlich, das heißt, es gibt keine klare Grenze, ab der ganz automatisch Medikamente angezeigt sind. Allgemein lässt sich sagen: Je höher das Gesamtrisiko ist, desto eher sollten Sie aktiv werden und desto eher sind Medikamente erforderlich.

Drei Beispiele:

- Sie haben zwar gemäß der Tabelle auf Seite 14 nur einen leichten Bluthochdruck (Grad 1, also 140–159 und/oder 90–99 mmHg), zusätzlich aber eine chronische Nierenerkrankung oder einen Diabetes. Dann ist Ihr Herz-Kreislauf-Risiko so groß, dass Sie sofort blutdrucksenkende Mittel einnehmen sollten.

- Sie haben, ebenfalls nach der Tabelle auf Seite 14, einen Bluthochdruck Grad 2 und zusätzlich drei Risikofaktoren wie erhöhte Blutfett- und Blutzuckerwerte sowie Übergewicht. Auch ohne tatsächliche Erkrankung sind in diesem Fall sofort Medikamente angezeigt.
- Sie haben einen ziemlich hohen Blutdruck, der bei 180/110 mmHg oder darüber (Grad 3) liegt. Auch wenn sonst keine Risikofaktoren ins Gewicht fallen: Allein der hohe Druck greift die Gefäße so stark an, dass Blutdrucksenker nötig sind.

Haben Sie dagegen nur einen Bluthochdruck Grad 1 oder 2 und sind ansonsten gesund, kann es reichen, die Lebensweise umzustellen, um den Blutdruck zu normalisieren. Tabletten sind erst dann angezeigt, wenn der Blutdruck trotz aller Bemühungen nicht genügend sinkt.

Zusammen mit Ihrer Ärztin, Ihrem Arzt sollten Sie die verschiedenen Puzzleteile Ihres Risikos zusammentragen und dann entscheiden, wie Sie vorgehen. Die Therapie hängt nicht nur von Ihrem Arzt ab oder von dem Ergebnis der Risikoberechnung (siehe nachfolgend). Es ist immer auch Ihre eigene Entscheidung. Haben Sie zum Beispiel Vorbehalte gegen Medikamente? Oder sind Sie jemand, der es bequem findet, Tabletten zu schlucken? Zu welchen Veränderungen in Ihrem Leben sind Sie bereit? Was ist für Sie möglich? Wie Sie das auf gute Weise in der Arztpraxis besprechen können, lesen Sie ab Seite 78.

Rechenkunst

Zur Berechnung des persönlichen Risikos gibt es Tabellen und Computerprogramme, sogenannte Risikorechner. Dafür müssen Sie in der Regel Ihre aktuellen Blutdruck-, Blutzucker- und Blutfettwerte angeben. Das Risiko wird dann meistens als Wahrscheinlichkeit ausgedrückt, in den nächsten zehn Jahren einen Schlaganfall oder Herzinfarkt zu erleiden. Grundlage sind große Bevölkerungsstudien – es handelt sich also um Statistik, nicht um Weissagung Ihrer Zukunft.

Beispiele für solche Rechner in deutschen Versionen sind SCORE (siehe Seite 24), PROCAM (www.assmann-stiftung.de, auch als Schnelltest) oder aber der Rechner der Deutschen Hochdruckliga (www.hochdruckliga.de). Auch die Deutsche Herzstiftung bietet einen Test an. Mithilfe solcher Rechner oder Schaubilder wird schnell deutlich, wie unterschiedlich das Gesamtrisiko sein kann – trotz gleicher Blutdruckwerte.

Eine Einschränkung gilt generell: Wenn Sie bereits eine Herz-Kreislauf-Erkrankung erlitten haben oder an Diabetes oder einer Nierenkrankheit leiden, gelten spezielle Regeln. Bitten Sie dann Ihren Arzt oder Ihre

SCORE-Chart: 10-Jahres-Risiko für eine tödliche Herz-Kreislauf-Erkrankung in Ländern mit niedrigem Herz-Kreislauf-Risiko wie Deutschland auf der Grundlage der folgenden Risikofaktoren: Alter, Geschlecht, Rauchen, systolischer Blutdruck, Gesamtcholesterin.

SCORE

15% und höher
10–14%
5–9%
3–4%
2%
1%
<1%

10-Jahres-Risiko für eine tödliche kardiovaskuläre Erkrankung bei Populationen mit NIEDRIGEM kardiovaskulärem Risiko

Alter	Systolischer Blutdruck (mmHg)	FRAUEN Nichtraucher 4	5	6	7	8	FRAUEN Raucher 4	5	6	7	8	MÄNNER Nichtraucher 4	5	6	7	8	MÄNNER Raucher 4	5	6	7	8
65	180	4	5	6	6	7	9	9	11	12	14	8	9	10	12	14	15	17	20	23	26
65	160	3	3	4	4	5	6	6	7	8	10	5	6	7	8	10	10	12	14	16	19
65	140	2	2	2	3	3	4	4	5	6	7	4	4	5	6	7	7	8	9	11	13
65	120	1	1	2	2	2	3	3	3	4	4	2	3	3	4	5	5	5	6	8	9
60	180	3	3	3	4	4	5	5	6	7	8	5	6	7	8	9	10	11	13	15	18
60	160	2	2	2	2	3	3	4	4	5	5	3	4	5	5	6	7	8	9	11	13
60	140	1	1	1	2	2	2	2	3	3	4	2	3	3	4	4	5	5	6	7	9
60	120	1	1	1	1	1	1	2	2	2	3	2	2	2	3	3	3	4	4	5	6
55	180	1	1	2	2	2	3	3	3	4	4	3	4	4	5	6	6	7	8	10	12
55	160	1	1	1	1	1	2	2	2	3	3	2	2	3	3	4	4	5	6	7	8
55	140	1	1	1	1	1	1	1	1	2	2	1	2	2	2	3	3	3	4	5	6
55	120	0	0	1	1	1	1	1	1	1	1	1	1	1	2	2	2	2	3	3	4
50	180	1	1	1	1	1	1	1	2	2	2	2	2	3	3	4	4	4	5	6	7
50	160	0	0	1	1	1	1	1	1	1	1	1	1	2	2	2	2	3	3	4	5
50	140	0	0	0	0	0	1	1	1	1	1	1	1	1	1	2	2	2	2	3	3
50	120	0	0	0	0	0	0	0	0	1	1	1	1	1	1	1	1	1	2	2	2
40	180	0	0	0	0	0	0	0	0	0	0	0	1	1	1	1	1	1	1	2	2
40	160	0	0	0	0	0	0	0	0	0	0	0	0	0	1	1	1	1	1	1	1
40	140	0	0	0	0	0	0	0	0	0	0	0	0	0	0	0	0	1	1	1	1
40	120	0	0	0	0	0	0	0	0	0	0	0	0	0	0	0	0	0	0	1	1

Gesamtcholesterin (4 5 6 7 8 mmol/l ≙ 150 200 250 300 mg/dl)

Literaturnachweis: Deutsche Gesellschaft für Kardiologie – Herz- und Kreislaufforschung e.V. (2017) ESC Pocket Guidelines. Prävention von Herz-Kreislauf-Erkrankungen, Version 2016. Börm Bruckmeier Verlag GmbH, Grünwald
Kurzfassung der „European Guidelines on Cardiovascular Disease Prevention in Clinical Practice" (European Heart Journal 2016; 37:2315-2381 – doi:10.1093/eurheartj/ehw106).

Ärztin, Sie zu beraten und Ihr persönliches Risiko abzuschätzen.

Auf Basis des geschätzten Risikos können Sie gemeinsam mit Ihrer Ärztin, Ihrem Arzt entscheiden, ob eine Behandlung angezeigt ist und wenn ja, welche. Bei der Entscheidung für oder gegen Medikamente geht es um die Frage: Ist der Nutzen für mich groß genug, um die Nachteile (wie Neben- und Wechselwirkungen) in Kauf zu nehmen? Generell gilt: Diejenigen, die am meisten gefährdet sind, profitieren auch am meisten von Medikamenten.

SCORE – das Schaubild

Die europäischen Leitlinien zur Prävention von Herz-Kreislauf-Krankheiten von 2016 bevorzugen das SCORE-System (siehe links und www.heartscore.org), weil es auf riesigen, repräsentativen Datenmengen beruht. Anhand der Färbung von grün über gelb zu orange und rot lässt sich gut erkennen: Das Risiko ist ein Kontinuum, das zum Beispiel allein mit dem Alter beständig wächst.

Sie möchten Ihr persönliches Risiko anhand des Schaubilds schätzen? Suchen Sie sich dazu bitte das entsprechende Tabellenrechteck gemäß Geschlecht, Alter und Rauchstatus heraus. Finden Sie nun innerhalb des Rechtecks die Zeile, die am ehesten Ihrem systolischen Blutdruck und Gesamt-Cholesterin entspricht.

Die Zahl darin gibt das Risiko an, innerhalb der nächsten zehn Jahre eine tödliche Herz-Kreislauf-Erkrankung zu erleiden. Betrachtet man tödliche und nichttödliche Kreislauf-Erkrankungen zusammen, ist die Wahrscheinlichkeit deutlich höher.

- **Liegt Ihr Score unter 5 Prozent?** Dann haben Sie ein niedriges bis moderates Risiko. Sie sollten sich darum bemühen, Ihr niedriges Risiko beizubehalten.
- **Wenn Ihr Score über 5 Prozent liegt,** haben Sie ein hohes bis sehr hohes Risiko. Sie sollten Ihren Lebensstil verändern. Medikamente sind wahrscheinlich notwendig.

Im Schaubild ist gut zu sehen, dass diejenigen am stärksten gefährdet sind, die in das Kästchen ganz oben rechts fallen: Ältere, männliche Raucher (um die 65 Jahre alt) mit hohen Blutdruck- und Cholesterinwerten. Am wenigsten gefährdet sind diejenigen unten links: Jüngere, nicht rauchende Frauen mit guten Blutdruck- und Cholesterinwerten.

Das Schaubild macht auch deutlich: Ein gesunder, nicht rauchender 65-Jähriger kann das gleiche (niedrige) Risiko haben wie ein 40-Jähriger mit einigen Risikofaktoren.

Doch auch hier ist zu beachten: Wer bereits an einer Herz-Kreislauf-Erkrankung, an Diabetes oder einer Nierenkrankheit leidet oder wer einzelne stark erhöhte Risikofaktoren aufweist, bei dem gilt das Risiko automatisch als hoch bis sehr hoch.

Therapie ohne Medikamente

Leichtes Ausdauertraining, moderate Gewichtsabnahme, weniger Alkohol und weniger Salz – von einer solchen Bluthochdrucktherapie können alle Patienten profitieren.

Wenn Sie Ihre Lebensweise verändern, können Sie eventuell so viel bewirken wie mit einem Medikament. Blutdrucksenkungen von über 20 mmHg werden beobachtet. Denn damit setzen Sie an den Ursachen des Bluthochdrucks an. Ist der Blutdruck nur mäßig erhöht, stehen Ihre Chancen gut, dass Sie sich die Einnahme von Medikamenten ersparen können. Und wenn Sie Medikamente einnehmen, dürfen Sie damit rechnen, dass Sie im Laufe der Zeit Anzahl und Dosis der Arzneimittel reduzieren können.

Voraussetzung für diese Effekte ist allerdings, dass Sie Ihren Vorsätzen treu bleiben. Dann ist es sehr wahrscheinlich, dass nicht nur der Blutdruck sinkt, sondern sich auch die Cholesterin- und Blutzuckerwerte verbessern. Sie schlagen also gleich mehrere Fliegen mit einer Klappe und Ihr Risiko für Herz-Kreislauf-Krankheiten sinkt nachhaltig.

Doch mit welchem Baustein sollen Sie anfangen? Wenn Sie ein ausgesprochener Bewegungsmuffel sind, liegt es nahe, zunächst zu versuchen, in kleinen Schritten etwas aktiver zu werden. Wenn Sie deutlich übergewichtig sind, ist eine Gewichtsreduktion unverzichtbar. Egal, für was Sie sich entscheiden: Hauptsache, Sie verändern überhaupt etwas. Oft reichen auch schon kleine Veränderungen – die fallen oft schon schwer genug.

Laufen, ohne zu schnaufen

Bewegung trainiert die Blutgefäße und macht sie elastischer. Dadurch kann körperliche Aktivität den Blutdruck senken.

Bei der Bluthochdrucktherapie geht es nicht um ein Entweder-oder: Entweder Medikamente einnehmen oder die Lebensweise umstellen. Wenn Sie selber aktiv werden, unterstützt das die Wirkung der Medikamente. Nicht nur der Blutdruck wird durch diese Doppelstrategie nachhaltig gesenkt, sondern auch die allgemeine (Gefäß-)Gesundheit gestärkt.

Checkliste

Den inneren Schweinehund überwinden

Folgende Strategien haben sich als hilfreich erwiesen, um alte Gewohnheiten zu verändern:

- ☐ **Entscheiden Sie sich für ein konkretes Ziel:** „Ich möchte mich mehr bewegen" – das ist zu allgemein formuliert. Präzisieren Sie dieses Vorhaben. Was heißt das konkret? Wollen Sie jeden Tag mit dem Fahrrad zur Arbeit fahren? Oder sich endlich bei dem Fitnesskurs anmelden, den Sie schon lange im Auge haben?
- ☐ **Suchen Sie sich eine Veränderung** aus, zu der Sie Lust haben oder die Ihnen naheliegt. Sonst müssten Sie sich zwingen, das hält keiner lange durch.
- ☐ **Legen Sie einen Zeitplan fest:** Klären Sie, an welchem Tag oder in welcher Woche Sie beginnen möchten. Weihen Sie andere in Ihren Plan ein.
- ☐ **Durchbrechen Sie verführerische Rituale:** Meiden Sie Routinen und Rituale, die mit Ihren alten Verhaltensmustern stark verknüpft sind, wie etwa die Raucherpause oder der Kneipenbesuch. Probieren Sie etwas Neues aus.
- ☐ **Gehen Sie wohlwollend mit Rückfällen um:** Es ist normal, dass man mehrere Anläufe braucht, um ein Ziel zu erreichen. Vorwürfe sind da wenig hilfreich. Haben Sie Geduld!
- ☐ **Versuchen Sie, Auslöser für Rückfälle** in den Griff zu bekommen: Trinken Sie immer Alkohol, wenn Sie angespannt sind? Oder sind Sie ein „Frustesser"? Trösten Sie sich mit Fernsehgucken? Immer, wenn es einem nicht so gut geht, besteht die Gefahr, in alte Muster zurückzufallen. Spazieren gehen, schlafen, Freunde anrufen oder Sport treiben könnten hilfreiche Alternativen sein.

Mäßig, aber regelmäßig – so lautet dabei die Devise. Der Effekt ist am größten, wenn Sie fünfmal die Woche – besser noch täglich – mindestens 30 Minuten aktiv sind.

Die gute Nachricht für Sportmuffel: Gehen genügt – vorausgesetzt, Sie schlagen ein flottes Tempo an. In Studien sank der systolische Blutdruck im Schnitt um 5 bis

8 mmHg, wenn die Teilnehmenden täglich 30 Minuten zusätzlich zu Fuß gehen. Die Deutsche Herzstiftung und die Deutsche Hochdruckliga empfehlen, jeden Tag 10 000 Schritte zu gehen. Ein Schrittzähler kann dabei helfen, einen Überblick über Ihr Pensum zu bekommen. Versuchen Sie, in Ihrem Alltag mehr Bewegung einzubauen: Lassen Sie zum Beispiel Rolltreppen und Fahrstühle links liegen und nehmen Sie die Treppe. Lassen Sie Ihr Auto öfters stehen oder parken einfach mal ein Stück weiter weg. Schicken Sie Ihrem Kollegen keine E-Mail, sondern besuchen Sie ihn an seinem Arbeitsplatz. Schon wenn Sie langes Sitzen nur für ein oder zwei Minuten unterbrechen, wirkt sich das schon positiv auf den Kreislauf aus.

Jede körperliche Beanspruchung lässt den Blutdruck zunächst einmal steigen. Wenn Sie bereits Bluthochdruck haben, fällt dieser Anstieg sogar heftiger aus. Deshalb sollten Menschen mit Bluthochdruck Aktivitäten bevorzugen, die den Blutdruck während der Belastung nur leicht und kalkulierbar ansteigen lassen. Das ist im Allgemeinen bei Ausdauersportarten der Fall wie Joggen, Wandern, Walken, Radfahren, Nordic Walking oder Schwimmen. Über die Zeit wird der Blutdruckanstieg immer geringer ausfallen und der Blutdruck dauerhaft sinken.

Die optimale Belastung können Sie an Ihrem Trainingspuls festmachen. Wenn Sie relativ fit sind, lautet die Faustregel für einen optimalen Trainingspuls:

Trainingspuls = 180 minus Lebensalter (in Jahren)

Anders ausgedrückt bedeutet diese Formel: „Laufen, ohne zu schnaufen". Wenn Sie joggen, Rad fahren, wandern oder schwimmen, sollten Sie zwar ins Schwitzen geraten, aber immer noch so viel Puste haben, dass Sie sich dabei unterhalten können.

Diese allgemeinen Empfehlungen bieten nur eine grobe Richtschnur. Um Ihre individuelle Belastungsgrenze herauszufinden, sollten Sie einen Belastungstest bei Ihrem Hausarzt, beim Kardiologen oder in einer sportmedizinischen Praxis machen. Eine

---

Lange war Krafttraining bei Bluthochdruck generell verboten. Inzwischen weiß man, dass das nur für intensive Krafteinsätze gilt, wie etwa beim Gewichtheben. Dosiertes Kräftigungstraining nach ärztlicher Rücksprache und mit geschulter Anleitung gilt heute auch für Bluthochdruckpatienten als wünschenswert, um die Muskulatur zu trainieren. Denn die Muskeln produzieren Stoffe, die gut für Kreislauf und Gefäße sind.

solche Überprüfung ist vor allem dann angezeigt, wenn bei Ihnen ein schwerer Bluthochdruck festgestellt wurde, wenn Sie Antihypertensiva einnehmen sollen, herzkrank sind oder an einer anderen chronischen Erkrankung leiden. Auch wenn Sie vorher völlig inaktiv waren und jetzt mit Sport starten wollen, sollten Sie vorher mit Ihrem behandelnden Arzt sprechen.

Abnehmen mit Maß(band)

Übergewicht und Bluthochdruck hängen eng zusammen. Wenn Sie übergewichtig sind und kein Medikament oder weniger Medikamente gegen Ihren Bluthochdruck nehmen wollen, heißt es Abspecken. Jedes Kilogramm, das Sie abnehmen, wirkt sich auf den Blutdruck aus.

Die Deutsche Hochdruckliga rechnet vor: Eine Reduzierung des Körpergewichts von einem Kilogramm führt bei einem übergewichtigen Hypertoniker zu einer Abnahme des systolischen (oberen) Drucks um 2 mmHg, des diastolischen Drucks um 1 mmHg. Und nicht nur das: Auch möglicherweise erhöhte Blutzucker- und Blutfettwerte (siehe Seite 18 ff.) werden voraussichtlich fallen.

→ BMI und Taillenumfang

Bin ich übergewichtig? Um das Körpergewicht zu beurteilen, wird herkömmlicherweise der Body-Mass-Index (BMI) herangezogen. Der BMI beschreibt das Verhältnis des Körpergewichts zur Körpergröße und wird nach folgender Formel berechnet:

Körpergewicht in Kilogramm dividiert durch das Quadrat der Körpergröße in Metern (BMI = kg/m^2).

Ein Wert ab 25 gilt als Übergewicht, ab 30 als starkes Übergewicht (Adipositas). Neben dem Gewicht spielt aber auch die Fettverteilung eine Rolle. Der klassische Bierbauch der Männer („Apfelform") ist gefährlicher als das Fett um Po und Hüfte herum. Diese „Birnenform" ist typisch für Frauen. Das im Bauchraum verteilte Fett belastet die Blutgefäße und stört den Stoffwechsel, indem es zum Beispiel bestimmte Botenstoffe freisetzt. Messen Sie Ihren Taillenumfang, indem Sie das Maßband in der Mitte zwischen Beckenknochen und unterster Rippe anlegen. Als Richtwerte, ab denen es gefährlich wird, gelten:

Männer: ≥ 102
Frauen: ≥ 88

Um Gewicht zu verlieren, müssen Sie entweder durch körperliche Aktivität mehr Kalorien verbrauchen oder weniger Kalorien zu sich nehmen. Am erfolgreichsten werden Sie sein, wenn Sie beide Strategien miteinander kombinieren. Dabei ist es nicht sinnvoll, Kalorien mittels einer Crash- oder Blitzdiät einzusparen. Die Pfunde werden zwar schnell purzeln, doch der sogenannte Jojo-Effekt wird Sie bald einholen: Nach einiger Zeit zeigt die Waage wieder das Ausgangsgewicht oder sogar noch mehr. Dieses Auf und Ab lässt sich nur durchbrechen, wenn Sie langfristig Ihre Essgewohnheiten ändern. Dabei können Sie sich an der DASH-Diät (siehe unten) orientieren – einer ausgewogenen Ernährung, die erwiesenermaßen den Blutdruck senkt und hilft, sowohl Salz als auch Kalorien einzusparen.

Studien legen nahe, dass Menschen, die eine Kalorienreduktion mit mehr Sport verbinden, etwa 20 Prozent mehr an Gewicht verlieren und es auch besser halten können als Menschen, die nur eine Diät machen. Weiterer Aspekt: Bei jeder Gewichtsabnahme verlieren Sie nicht nur Körperfett, auch Muskelmasse geht verloren. Mit körperlicher Betätigung wirken Sie dem Muskelverlust entgegen. Muskeln haben auch den Vorteil, dass sie viel Energie verbrauchen, egal ob Sie Sport treiben oder auf der Couch liegen. Außerdem sorgt Sport für ein besseres Körpergefühl und eine bessere Stimmung.

Taillenumfang und Herz-Kreislauf-Risiko

	Männer	Frauen
erhöhtes Risiko	≥ 94	≥ 80
deutlich erhöhtes Risiko	≥ 102	≥ 88

Quelle: S3-Leitlinie Adipositas 2014

Herzgesund essen mit DASH

Viele Menschen essen zu viel, zu fett und zu salzig. Eine gesunde Ernährung sollte salzarm und eher pflanzlich sein. Nicht umsonst liegen die Blutdruckwerte bei Vegetariern im Schnitt um 5 mmHg niedriger als bei Fleischessern. Speziell für Bluthochdruck-Patienten empfiehlt sich die sogenannte DASH-Diät (DASH = Dietary Approaches to Stop Hypertension). Sie entspricht im Wesentlichen der Mittelmeerkost mit weniger Fleisch und tierischen Fetten, dafür mit mehr Fisch, reichlich Obst und Gemüse sowie pflanzlichen Fetten. DASH enthält außerdem Geflügel, viele Vollkornprodukte, Nüsse sowie fettarme Milch und Milchprodukte. In Studien hat sich gezeigt, dass mit dieser Ernährung (im Vergleich zur üblichen westlichen Kost) der Blutdruck gesenkt werden kann. Besonders „blutdruckwirksam“ ist sie in Kombination mit einer Kochsalzbeschränkung (Seite 32). Zudem ist pflanzliche Nahrung im Allgemeinen kalorienärmer als tierische Kost und erleichtert so eine Gewichtsabnahme (siehe Seite 29).

Die DASH-Diät versammelt alle Pluspunkte, die eine gesunde Kost auszeichnen. Eine DASH-Diät ist ...

- **... reich an günstigen Fetten:** Denn Fett ist nicht gleich Fett. Pflanzliche Öle mit ihren ungesättigten Fettsäuren haben eine Schutzwirkung auf die Blutgefäße und können sogar den Blutdruck geringgradig senken. Tierische Fette dagegen, die überwiegend gesättigte Fettsäuren und Cholesterin enthalten, treiben die Blutfettwerte – vor allem das schädliche LDL-Cholesterin – nach oben und fördern eine Arteriosklerose, also eine Arterienverkalkung. Auch die Transfettsäuren, in Deutschland gehärtete Fette genannt, haben eine ungünstige Wirkung auf den Fettstoffwechsel.

- **... reich an Kohlenhydraten** und Ballaststoffen: Obst, Gemüse, Getreide und Hülsenfrüchte enthalten viele Kohlenhydrate, die den größten Anteil (etwa 50 bis 60 Prozent der Energie) an unserer Ernährung haben sollten. Und zwar komplexe Kohlenhydrate, die Ballaststoffe gleich mitliefern. Dadurch sorgen sie für eine anhaltende Sättigung und eine gute Verdauung, was hilfreich beim Abnehmen ist. Weißmehl oder Zucker besteht dagegen aus raffinierten Kohlenhydraten (im Gegensatz zu Vollkornmehl) und sollten deshalb weniger verzehrt werden. Vor allem Ballaststoffe, die ausschließlich in pflanzlichen Nahrungsmitteln vorkommen, vermögen das „böse" LDL-Cholesterin (siehe Seite 19), das bei Hypertonikern oft erhöht ist, in Schach zu halten. Zudem haben komplexe Kohlenhydrate den Vorteil, dass sie nur langsam ins Blut übergehen und so starken Blutzuckerschwankungen vorbeugen. Insbesondere

Checkliste

Tipps zum Abnehmen

- ☐ **Langsam abnehmen:** nicht mehr als 1 bis 2 Kilogramm im Monat.
- ☐ **Wurst, fettreiche Käsesorten,** Kuchen oder Fertiggerichte nur ausnahmsweise.
- ☐ **Frische Lebensmittel** bevorzugen: Gemüse, Salat, Obst.
- ☐ **Zu Vollkornprodukten greifen:** Sie sind kalorienärmer als Produkte aus Weißmehl und sättigen besser.
- ☐ **Essen Sie bewusst,** nicht im Stehen oder Gehen. Nehmen Sie sich stattdessen Zeit und kauen Sie langsam und häufig.
- ☐ **In der Gruppe** lässt es sich leichter abnehmen. Die gesetzlichen Krankenkassen finanzieren Ernährungsberatung und Abnehmtrainings.
- ☐ **Keine Gewichtsabnahme** um jeden Preis! Gerade ab einem Alter von 50 oder 60 Jahren ist ein leichtes Übergewicht tolerierbar. Ein Ziel könnte sein, das Gewicht zu halten.

wenn Sie neben Bluthochdruck an Diabetes erkrankt sind, können Sie davon profitieren.

- **... reich an Kalium:** Kalium reguliert zusammen mit Natrium den Wasserhaushalt und schwächt als Gegenspieler von Natrium die Salzempfindlichkeit (Seite 33) ab. Ein günstiges Natrium-Kalium-Verhältnis bewirkt eine vermehrte Wasserausscheidung sowie Entspannung der Blutgefäße, wodurch der Blutdruck sinkt. Von Kalium nehmen wir im Allgemeinen zu wenig auf, nämlich nur 2 Gramm am Tag. Würden wir die Kaliumaufnahme um 3 bis 4 Gramm steigern, können wir damit rechnen, dass die Blutdruckwerte fallen. Kaliumreiche Nahrungsmittel sind Obst, Gemüse und Kartoffeln. Viele Patienten mit eingeschränkter Nierenfunktion müssen dagegen eine kaliumarme Kost einhalten, auch wenn ihr Blutdruck erhöht ist.
- **... reich an Vitaminen:** Getreide und Getreideprodukte enthalten insbesondere die Vitamine aus der B-Gruppe, Obst und Gemüse vorwiegend Vitamin C und Provitamin A. Das Vitamin E steckt in pflanzlichen Ölen, Getreidekeimen, Nüssen, Kernen und Samen. Diese Stoffe entfalten ihre gesundheitsfördernde Wirkung allerdings vor allem in natürlicher Form. Vitamine als Nahrungsergänzungsmittel sind kein Ersatz für eine ausgewogene Ernährung.

„Kräutern" statt salzen

Der Blutdruck steigt, je mehr Kochsalz wir zu uns nehmen. Denn salzreiche Kost hält Wasser im Gewebe fest. Dadurch sammelt sich mehr Wasser in den Blutgefäßen, wodurch der Blutdruck steigt. Die tägliche Kochsalzaufnahme wird in Deutschland im Mittel auf 9 bis 12 Gramm am Tag geschätzt – lebensnotwendig sind aber nur 2 bis 3 Gramm täglich.

Die Empfehlung für Hochdruckkranke lautet, nicht mehr als 5 bis 6 Gramm Kochsalz mit der Nahrung zuzuführen. Bis zu

Tauschen Sie tierisches gegen pflanzliches Fett aus:
In Oliven- oder Rapsöl sind reichlich ungesättigte Fettsäuren enthalten. In Soja-, Walnuss- oder Distelöl zum Beispiel stecken auch mehrfach ungesättigte Fettsäuren, die der Körper nicht selber herstellen kann, die aber lebensnotwendig sind. Gerade mehrfach ungesättigte Fettsäurenvom Omega-3-Typ nehmen wir im Allgemeinen zu wenig auf. Deshalb gehören auch Fisch und Leinöl auf den Tisch!

6 Gramm, das entspricht etwa einem Teelöffel, können Sie also pro Tag einsparen. Die in Europa vorgeschriebenen Deklarationen von flüssigen und festen Nahrungsmitteln sind meist klein gedruckt und schwer zu lesen. Sie sind dennoch hilfreich, denn sie geben seit Dezember 2016 verpflichtend den Kochsalzgehalt an. Zuvor konnte auch der Natriumgehalt genannt werden, der mit 2,5 multipliziert werden muss, um den Kochsalzgehalt zu berechnen.

Wenn Sie Ihren täglichen Kochsalzkonsum um 3 Gramm reduzieren, können Sie damit rechnen, dass der systolische Druck im Durchschnitt um 5 bis 7 mmHg sinkt. Wenn Sie zu den „salzempfindlichen" Menschen gehören, wird Ihr Blutdruck deutlicher abfallen als bei den „salzunempfindlichen". Experten der Deutschen Hochdruckliga schätzen, dass 30 bis 40 Prozent der Hochdruckkranken salzsensitiv sind.

Ein Gläschen in Ehren ...

... sollten Sie sich womöglich öfters verwehren. Maß halten beim Alkohol lohnt sich aus vielen Gründen. Denn Alkohol ist ein Zellgift, das sich über das Blut im ganzen Körper verteilt und potenziell sämtliche Organe in Mitleidenschaft zieht. Einmal abgesehen davon, dass der berauschende Stoff abhängig machen kann, steht er in Zusammenhang mit etwa 200 verschiedene Krankheiten, darunter Magen-Darm-Probleme, Krebs, Immunstörungen und Herz-Kreislauf-Erkrankungen. Alkohol treibt auch den

HÄTTEN SIE'S GEWUSST?

Die drei besten Salztipps

Salzbomben meiden

Vor allem Fertiggerichte sind mit viel Salz aufgepeppt. Eine Pizza aus der Tiefkühltruhe zum Beispiel enthält rund 5 Gramm Salz. Auch in einigen Käsesorten und in Wurst steckt viel Salz. Nicht vergessen: Auch Brot und Brötchen sind recht salzhaltig Ein Müsli am Morgen könnte eine Alternative sein.

Kräutern statt salzen

Petersilie, Koriander, Dill und Co.: Würzen Sie mit frischen oder getrockneten Kräutern. Auch Gewürze wie Pfeffer oder Kümmel geben richtig Geschmack.

Salzstreuer vom Tisch verbannen

Damit die Versuchung nicht so groß ist, nachzusalzen. Dagegen darf die Pfeffermühle stehen bleiben!

Checkliste

Persönliche Trinkregeln

Folgende Regeln sind Beispiele dafür, wie Sie Ihr Trinkverhalten unter Kontrolle behalten können:

- ☐ Ich trinke tagsüber keinen Alkohol.
- ☐ Ich trinke keinen Alkohol mehr nach 23 Uhr.
- ☐ Ich bleibe mindestens zwei Tage in der Woche alkoholfrei.
- ☐ Ich trinke nicht mehr als ein oder zwei Gläser pro Abend.
- ☐ Ich trinke keinen Alkohol bei der Arbeit.
- ☐ Ich trinke keinen Alkohol, wenn ich Autofahren muss.
- ☐ Ich trinke keinen Alkohol, wenn ich noch aktiv Sport treiben möchte.

Verzichten Sie jedes Jahr einmal für mehrere Wochen auf Alkohol. Dadurch können Sie am besten erkennen, ob und wie sehr Sie an die Wirkungen des Alkohols gewöhnt sind.

Blutdruck in die Höhe. Laut Deutscher Hochdruckliga haben diejenigen, die mehr als 30 Gramm Alkohol pro Tag trinken, ein doppelt so hohes Risiko, einen Bluthochdruck zu entwickeln, als diejenigen, die alkoholfrei leben.

Doch ist Alkohol auch ein Kulturgut. Da ist es nicht immer einfach, die Grenze zwischen Genuss und Gefährdung zu spüren. Wie viel ist eigentlich zu viel? Nach Durchsicht vieler Tausender Studien hat sich das wissenschaftliche Kuratorium der Deutschen Hauptstelle für Suchtfragen (DHS) auf folgende Grenzwerte festgelegt: Männer sollten nicht mehr als 24 Gramm Alkohol pro Tag trinken. Das entspricht etwa einem Viertel Liter Wein oder einem halben Liter Bier. Weil Frauen Alkohol langsamer abbauen , gilt für sie die Hälfte, also 12 Gramm pro Tag. Ein Glas Bier oder ein kleines Glas Wein ist also auch für Frauen durchaus drin. Gefährdet ist, wer regelmäßig mehr trinkt, sei es aus Gewohnheit oder vielleicht, um Anspannung, Konflikte oder negative Gefühle besser zu bewältigen.

▶ Nach einem Beratungs- oder Therapieangebot in Ihrer Nähe können Sie auf den Internetseiten www.suchthilfeverzeichnis.de suchen. Dort hat die Deutsche Hauptstelle für Suchtfragen (DHS) e. V. eine Adressdatenbank aller Beratungs- und Therapieeinrichtungen aufgeführt. Sie können sich auch an die bundesweite Sucht- & Drogen Hotline wenden, Telefon 01805 31 30 31.

Rauchen? Schluss, aus, vorbei!
Inwieweit Rauchen zu einer dauerhaften Erhöhung des Blutdrucks beiträgt, ist umstritten. In den ein bis zwei Stunden nach dem Rauchen einer Zigarette werden jedoch erhöhte Blutdruckwerte gemessen. Vor allem aber erhöht Rauchen drastisch das Risiko für eine Herz-Kreislauf-Erkrankung. Für den Herzinfarkt ist es sogar der Risikofaktor Nummer eins. Das heißt andersherum: Diejenigen, die mit dem Rauchen aufhören, halbieren ihr Risiko, an einer Herz-Kreislauf-Erkrankung zu sterben.

Zum Aufhören ist es nie zu spät. Auch ältere Raucherinnen und Raucher profitieren von den positiven Effekten schon nach wenigen Wochen. Oft klappt es nicht gleich beim ersten Versuch, doch das ist kein Grund, es nicht immer wieder zu probieren. Viele Exraucher haben mehrere Anläufe unternommen. Hilfreich können Gruppenprogramme zur Tabakentwöhnung sein, die zum Beispiel von Krankenkassen, Volkshochschulen, Raucherambulanzen an Universitäten, freien Praxen oder anderen Gesundheitseinrichtungen angeboten werden. Sie basieren auf der Verhaltenstherapie, die davon ausgeht, dass erlernte Verhaltensweisen auch wieder verlernt beziehungsweise neu gelernt werden können. Solche Programme haben gerade bei starken Rauchern gute Erfolgsquoten.

Viele Raucher fragen sich: Soll ich auf einen Schlag aufhören oder langsam reduzieren? Viele Experten empfehlen die sogenannte Schlusspunktmethode: Sie setzen einen bestimmten Tag fest, ab dem Sie aufhören wollen – und zwar ganz. Auf diesen Tag X sollten Sie sich gut vorbereiten. Führen Sie sich vor Augen, warum Sie aufhören wollen und was die Vorteile eines Rauchstopps sind. Fragen Sie sich: Was sind kritische Situationen? Und was könnten Alt ernativen sein, um zum Beispiel besser entspannen oder arbeiten zu können? .

▶ **Unter www.anbieter-raucherberatung.de finden Sie bundesweit Rauchstopp-Angebote. Sie können sich auch an das Beratungstelefon der Bundeszentrale für gesundheitliche Aufklärung (BZgA) zum Nichtrauchen wenden, Telefon: 08008 31 31 31, oder das interaktive Ausstiegsprogramm der Bundeszentrale für gesundheitliche Aufklärung (BZgA) besuchen: www.rauchfrei-info.de**

Nikotinersatzpräparate können den Ausstieg erleichtern und Entzugssymptome abmildern. Die Stiftung Warentest bewertet Nikotinpflaster, -kaugummi, -sprays und -lutschtabletten als „geeignet“, sofern sie mit einem Raucherentwöhnungsprogramm kombiniert werden.

Lockerlassen

Stress kann zu dauerhaft erhöhtem Blutdruck führen. Und zwar dann, wenn sich das vegetative Nervensystem nicht mehr erholen kann und auf Daueralarm eingestellt ist. Die andauernde Aktivierung der Stresshormone verursacht Schäden an den Blutgefäßen, treibt den Blutdruck in die Höhe und leistet anderen Herz-Kreislauf-Erkrankungen Vorschub.

Bei der Stressbewältigung geht es zum einen darum, sogenannte Stressoren zu erkennen: Was setzt mich unter Druck? Ist es ...

- **... Stress am Arbeitsplatz?** Arbeiten im Schichtdienst, Zeit- und Leistungsdruck, Unterforderung, Lärm, fehlende Aufstiegsmöglichkeiten, Konkurrenzsituation oder Mobbing.
- **... Stress im Privatleben?** Doppelbelastung durch Beruf und Kinder, Probleme in der Partnerschaft, Scheidung oder Trennung, zu viele Verabredungen und Hobbys („Freizeitstress").
- **Auch Schicksalsschläge** bedeuten oft Dauerstress: beispielsweise der Verlust eines geliebten Menschen, schwere Krankheiten in der Familie oder Gewalterfahrungen.

Doch Stress ist auch eine subjektive Angelegenheit: Die Menschen reagieren ganz unterschiedlich auf die gleichen Belastungen. Manch einem sind stählerne Nerven in die Wiege gelegt, ein anderer gerät recht schnell in Panik. Veranlagung, frühkindliche Erfahrungen und die Lebensgeschichte bestimmen unsere Stressreaktion. Von unseren Denkmustern und Bewertungsschemata hängt es ab, ob wir einen möglichen Stressor als stressig erleben oder nicht. Es geht also auch um die Frage: Wie setze ich mich selber unter Druck? Eine Hypertonie entsteht also auch im Kopf.

So verschaffen Sie sich Erholung durch unterschiedliche Bewältigungsstrategien:

- **Dem Stress davonlaufen:** Sport und regelmäßiges Ausdauertraining baut Stresshormone ab und beruhigt das vegetative Nervensystem.
- **Ausgleich zur Arbeit schaffen:** keine Arbeit mit nach Hause nehmen, gute soziale Kontakte pflegen, Freizeit als Gegenentwurf zur Arbeit aktiv gestalten.
- **Für Entlastung am Arbeitsplatz sorgen:** regelmäßig Pausen machen, mit dem Vorgesetzten über mögliche Überlastung oder Unterforderung sprechen, den Arbeitsplatz wechseln. Eventuell ist ein Coaching hilfreich.
- **Entspannungsverfahren:** Autogenes Training und Progressive Muskelentspannung sind die am besten untersuchten Verfahren. Regelmäßig und mehrmals die Woche praktiziert, senkt sich das Erregungsniveau dauerhaft und die Belastbarkeit erhöht sich. Auch Biofeedback, Meditation, Yoga und Tai-Chi können helfen. Kurse zur Stress-

bewältigung bieten unter anderem die Krankenkassen an.

- **Psychotherapie:** In Krisensituationen reicht es nicht immer, mit Partner, Familie, Freunden oder Kollegen zu sprechen. Eine Psychotherapie kann helfen, neue Perspektiven zu eröffnen. Und eigenen behindernden Denkmustern auf die Spur zu kommen. Belastende biografische Ereignisse lassen sich zusammen mit dem Therapeuten aufarbeiten.

Bilanz ziehen

Blutdruckwerte, Gesundheitszustand, Lebensstil – die Analyse Ihrer Gesamtsituation hat vielleicht ergeben, dass Sie Medikamente gegen Ihren Bluthochdruck einnehmen sollten. Einer der folgenden Gründe liegt wahrscheinlich vor, wenn Sie zusammen mit Ihrem Arzt zu diesem Schluss gekommen sind:

- **Ihr Blutdruck ist dauerhaft sehr hoch,** bei 180/110 mmHg oder darüber (Hypertonie Grad 3).
- **Sie weisen mehrere Risikofaktoren** auf, wie zum Beispiel Übergewicht, erhöhte Blutzucker- und Blutfettwerte (metabolisches Syndrom).
- **Sie leiden an Diabetes,** einer Niereninsuffizienz oder einer Herzerkrankung.
- **Sie haben über Wochen und Monate** einiges probiert: die Laufschuhe geschnürt, auf Kochsalz und Alkohol verzichtet, einige Pfunde abgespeckt – doch der Druck will nicht unter die 140/90-Marke.
- **Eigentlich möchten Sie an Ihrem Lebensstil** nichts verändern – Sie haben ein gutes Recht dazu. Oder es ist für Sie nicht praktikabel, zum Beispiel weil Sie viel unterwegs sind.
- **Sie sind schlank, treiben Sport,** ernähren sich gesund und halbwegs salzarm, achten auf genügend Entspannung, kurz: Sie machen schon alles richtig und haben keinen Joker mehr in der Hand.
- **Sie haben nichts gegen Medikamente.** Im Gegenteil: Vielleicht gibt es Ihnen ein Stück Sicherheit.

So oder so: Sie sollten sich nicht darauf ausruhen, Tabletten zu nehmen. Eine Bluthochdruck-Therapie ruht immer auf zwei Pfeilern: Medikamente und eine Änderung des Lebensstils. Eine gesunde Lebensweise unterstützt die Wirkung der Arzneimittel und hilft, Medikamente einzusparen.

▸ Alle Fragen zu Bluthochdruck beantwortet die Deutsche Hochdruckliga e. V. (DHL) per Mail unter sprechstunde@hochdruckliga.de. Sie können sich auch an das Herz-Kreislauf-Telefon der DHL wenden unter der Telefonnummer 06221 58 85 55. Viele Informationen rund um die Herzgesundheit bekommen Sie auch bei der Deutschen Herzstiftung e. V. Bei beiden Einrichtungen können Sie Mitglied werden.

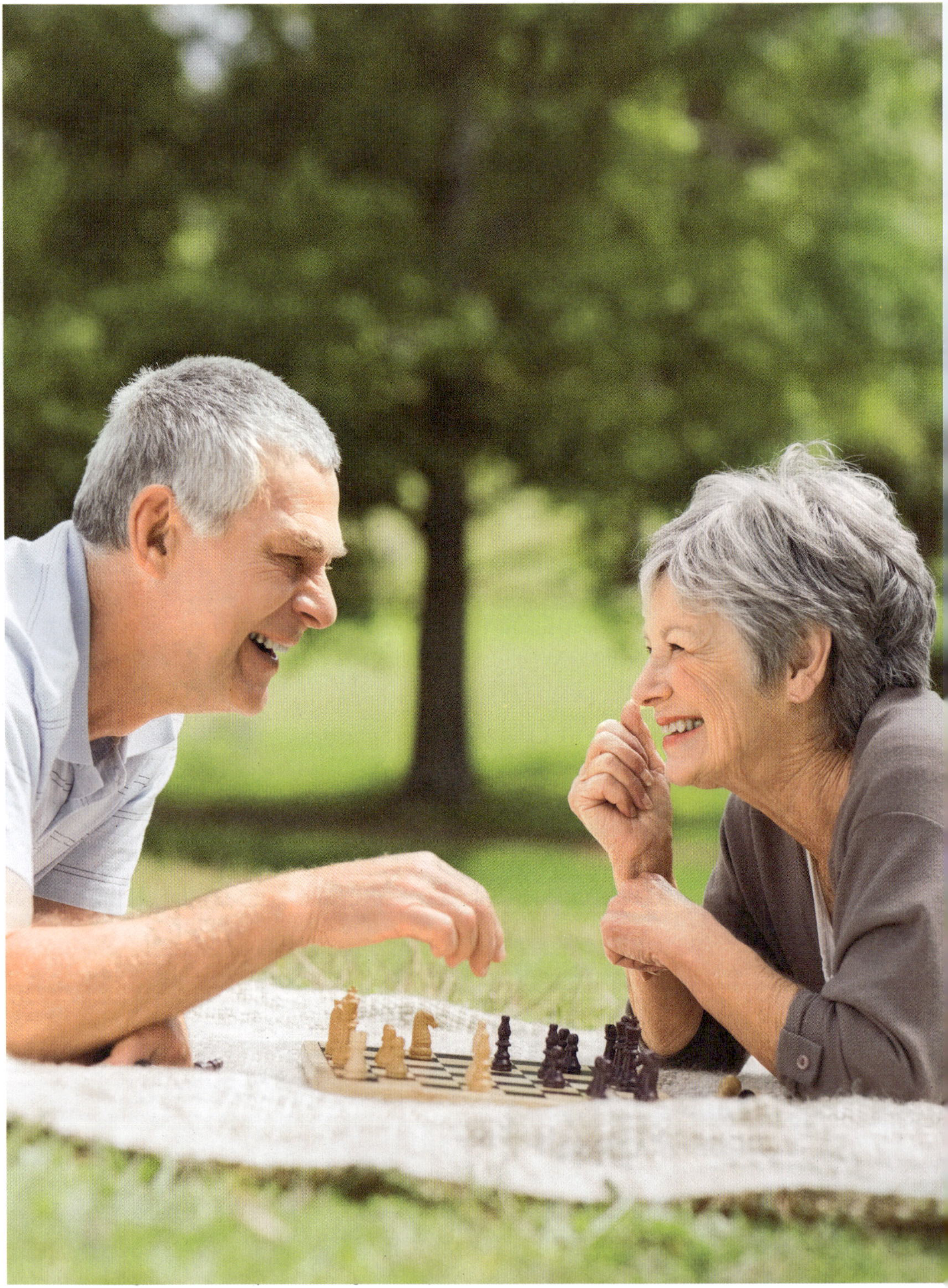

Das richtige Medikament finden

Jeder Organismus ist anders. Und jeder Mensch hat unterschiedliche Bedürfnisse. Gut, dass es so viele und meist gut untersuchte Medikamente gegen Bluthochdruck gibt. Es erfordert allerdings oft Geduld, bis das passende Mittel oder die richtige Kombination gefunden ist und bis die Dosis stimmt.

Zur Senkung hoher Blutdruckwerte sind zahlreiche unterschiedliche Wirkstoffe auf dem Markt. Ähnlich hoch ist die Zahl der Kombinationspräparate, in denen zwei oder mehr blutdrucksenkende Wirkstoffe (Fachausdruck: Antihypertensiva) enthalten sind.

Für alle diese Medikamente ist gesichert, dass sie erhöhte Blutdruckwerte senken. Aber es ist nicht für alle gleichermaßen nachgewiesen, dass sie auch vor den Folgekrankheiten des hohen Blutdrucks (siehe Seite 43) schützen. Außerdem passt nicht jedes Medikament für jeden Patienten oder jede Patientin – auf Alter, chronische Krankheiten oder Schwangerschaft ist Rücksicht zu nehmen. Zusätzlich ist zu beachten, dass sich nicht alle Arzneimittel nach Belieben miteinander kombinieren lassen. In diesem Kapitel können Sie nachlesen, wie Sie zusammen mit Ihrem Arzt oder Ihrer Ärztin das für Sie am besten geeignete Medikament oder die wirksamste Kombination herausfinden.

Die Blutdruckmedikamente – ein Überblick

Die Auswahl ist groß: Die Medikamente setzen an unterschiedlichen Stellen im Körper an. Alle haben ihre Vor- und Nachteile.

Die Medikamente greifen an den Organen an, die für die Regulation des Blutdrucks verantwortlich sind: Niere, Herz, Blutgefäße oder Gehirn. Egal über welchen Mechanismus sie wirken: Die meisten Mittel haben letztlich den Effekt, dass sich die Blutgefäße erweitern. Dadurch sinkt der Widerstand, gegen den das Herz das Blut in die Adern pumpen muss – und der Blutdruck sinkt.

Die Basismedikamente

Für den Bluthochdruck stehen in erster Linie fünf Substanzklassen zur Verfügung, die sich in vielen großen Studien als wirksam und verträglich bewährt haben. Das sind die sogenannten Basismedikamente:

- **Diuretika:** Diese entwässernden Medikamente regen die Nieren an, vermehrt Salz auszuscheiden. Das Salz entzieht dem Körper Wasser. Dadurch wird das Herz entlastet und in der Folge entspannen sich die Blutgefäße. Man unterscheidet kaliumsparende Diuretika (Seite 127), Schleifendiuretika (Seite 137) und Thiazide bzw. thiazidartige Diuretika (Seite 140).
- **Betablocker:** Die „Herzschoner" sorgen unter anderem dafür, dass die Herzfrequenz sinkt. Dafür setzen sie am sympathischen Nervensystem an, dem leistungsorientierten Teil des vegetativen Nervensystems (siehe Seite 120).
- **Kalziumantagonisten:** Sie hemmen den Einstrom von Kalium in die Muskelzellen der Gefäße. Dadurch erweitern sie sich (siehe Seite 129).
- **ACE-Hemmer:** Sie hemmen das Enzym ACE (Abkürzung für „Angiotensin Converting Enzyme"), das das Hormon Angiotensin I zum stark blutdrucksteigernden Angiotensin II umwandelt (siehe Seite 111).
- **Sartane:** Ähnlich wie ACE-Hemmer verhindern sie, dass Angiotensin II seine Wirkung entfalten kann. Sie besetzen dafür Andockstellen für dieses blutdrucksteigernde Hormon (siehe Seite 132).

Die Reservemittel

Daneben gibt es Mittel, für die die Studienlage nicht so gut aussieht. Sie haben sich aber – meistens in Kombination mit anderen Mitteln (siehe Seite 40) – für bestimmte Fälle durchaus bewährt:

- **Alpha-1-(Rezeptoren)-Blocker:** Sie besetzen spezielle Bindungsstellen an den Gefäßen, sodass bestimmte Stresshormone dort nicht andocken können, die den Blutdruck steigen lassen (siehe Seite 116).
- **Alpha-2-Agonisten:** Sie wirken an den Stellen im Gehirn, wo Alpha-2-Rezeptoren vorhanden sind. Damit hemmen sie die Funktion des sympathischen Nervensystems, das über bestimmte Hormone den Blutdruck steigen lässt. Daher auch der Zweitname Antisympathotonika (siehe Seite 118).
- **Gefäßerweiternde Mittel:** Diese Substanzen entspannen die glatte Muskulatur der Arterienwand kleiner Blutgefäße in Armen und Beinen. Dadurch erweitern sich diese.
- **Renin-Inhibitoren:** Sie hemmen das Hormon Renin. Renin stößt eine Hormonkaskade an, aus dem das blutdrucksteigernde Hormon Angiotensin II entsteht (siehe Aliskiren, Seite 114).

Alle diese Mittel sind für die Anwendung bei erhöhtem Blutdruck zugelassen. Für sie ist gleichermaßen nachgewiesen, dass sie den Blutdruck senken. Warum wird dann zwischen Basis- und Reservemedikamenten unterschieden? Warum bewertet die Stiftung Warentest manche Mittel als „geeignet" und manche nur als „mit Einschränkung geeignet" oder „wenig geeignet"?

Das liegt daran, dass die unabhängigen Experten der Stiftung Warentest den Nutzen der Mittel strenger und über einen längeren Zeitraum hinweg prüfen als die Zulassungsbehörden.

Sie hinterfragen zum Beispiel, inwiefern die Mittel die Lebensqualität verbessern, wenig Nebenwirkungen haben und die Belastung durch die Krankheit und die Häufigkeit von Todesfällen senken.

Um eine Zulassung beantragen zu können, müssen die Hersteller ein Präparat über mehrere Jahre geprüft haben. Erst nach Labor- und Tierversuchen wird an Menschen getestet. Und das in drei Phasen: an gesunden Freiwilligen, an einer kleinen Gruppe von Patienten mit der Krankheit und in einer dritten Phase – wenn sich erhoffte Wirkungen und Verträglichkeit bestätigt haben – an einer größeren Gruppe von Patienten, auch um die Dosierung zu überprüfen. Solche Studien erfolgen meist im Vergleich zu einem Scheinmedikament, selten zu gängigen Wirkstoffen.

Der langfristige Nutzen entscheidet

Ein gutes Medikament senkt nicht nur den Blutdruck. Es muss auch beweisen, dass es die schwerwiegenden Folgen des Bluthochdrucks verhindern kann und auf Dauer verträglich ist.

Jedes Medikament, das neu auf den Markt kommt, muss von der Zulassungsbehörde geprüft werden. Dafür reichen die Pharmafirmen, die das Präparat über mehrere Jahre und in verschiedenen Phasen (siehe Infokasten auf Seite 41) untersucht haben, ihre Unterlagen bei der zuständigen Behörde ein. Das ist vor allem die Europäische Arzneimittelbehörde EMA, seltener das Bundesinstitut für Arzneimittel und Medizinprodukte (BfArM) in Deutschland. Kommen die Experten zu dem Schluss, dass in den klinischen Studien sowohl Wirksamkeit als auch Verträglichkeit ausreichend nachgewiesen sind, geben sie für das Präparat grünes Licht.

Begrenztes Wissen bei der Zulassung

In den Zulassungsstudien (siehe Seite 41) werden insgesamt nur wenige Hundert bis wenige Tausend Patienten untersucht. Das ist für statistische Schlussfolgerungen relativ mager. Die Teilnehmenden werden zudem sorgfältig ausgewählt – Kinder, Frauen, ältere Menschen bleiben auch aus Sicherheits- oder Praktikabilitätsgründen außen vor oder sind nur in geringer Anzahl vertreten. Außerdem dauern die Studien oft nur wenige Monate. So lässt sich nicht herausfinden, ob bei längerer Anwendung Probleme entstehen. Und ob mit dem Medikament Folgeerkrankungen seltener auftreten und das Sterberisiko gesenkt werden kann. Erst nach der Zulassung bewährt sich ein Medikament in der breiten Anwendung..

Um Langzeitnutzen und -risiken beurteilen zu können, begutachten die unabhängigen Experten der Stiftung Warentest nach festen Kriterien ausgewählte, qualitativ hochwertige Studien – vor allem solche, die nicht vom Hersteller stammen. Sie prüfen dabei nicht nur, ob das Mittel beispielsweise die Blutdruck- oder Blutfettwerte zuverlässig senkt. Das ist für den Patienten zwar auch von Bedeutung, entscheidender für sein Leben ist aber, ob er in zehn oder zwanzig Jahren einen Herzinfarkt oder Schlaganfall oder eine andere Folgeerkrankung erleiden wird (siehe Seite 43). Dass medizinische Werte allein wenig aussagen, das haben die Wissenschaftler vor allem aus einer Studie gelernt, die Ende der 80er Jahre Medikamente gegen Herzrhythmusstörungen testete. Alle geprüften Mittel normalisierten zwar erfolgreich den Herzrhythmus, wie sich im Elektrokardiogramm (EKG) zeigte. Doch in der Gruppe der Studienteilnehmer, die eines der drei Mittel einnahmen, starben doppelt so viele an einem plötzlichen Herztod als bei denjenigen, die nur ein Scheinmedikament (Placebo) bekommen haben. Das EKG-Bild allein hat also nicht ausgereicht, um den Nutzen für den Patienten zu belegen.

Neben dem realen Nutzen interessieren Sie als Patient genauso die realen Risiken: Wie sehr fühle ich mich durch mögliche Nebenwirkungen (siehe Seite 49) in meiner Lebensqualität beeinträchtigt? Auf der Grundlage qualitativ hochwertiger Studien wägen die Gutachter der Stiftung Warentest die Risiken gegen den Nutzen der Medikamente sorgfältig ab. Erst wenn der langfristige Nutzen (Folgeerkrankungen werden verhindert) und die langfristige Verträglichkeit (auch später auftretende oder seltene, schwere Nebenwirkungen werden berücksichtigt) nachgewiesen ist, lautet das Urteil der Stiftung Warentest: „Geeignet"!

→ Die größte Herzstudie der Welt

Wie groß eine Studie angelegt und wie lange eine Studie dauern muss, um Zusammenhänge zwischen medizinischen Werten und Lebensstil mit späteren Erkrankungen herstellen zu können, zeigt die Framingham-Studie. Sie ist die berühmteste und längste Herzstudie der Welt. Sie läuft seit 1948 bis heute, über 15 000 Frauen und Männer der Kleinstadt Framingham 30 Kilometer westlich von Boston haben sich bisher befragen und untersuchen lassen. Erst nach den ersten zehn Jahren, nachdem aus statistischer Sicht genügend Teilnehmerinnen und Teilnehmer einen Herzinfarkt oder Schlaganfall erlitten haben, konnten die Herzforscher belegen: Das sind meistens keine unvermeidbaren Schicksalsschläge, die aus heiterem Himmel kommen. Vielmehr sind Bluthochdruck, erhöhte Cholesterinwerte, fettreiche Ernährung, Rauchen, Bewegungsmangel und Übergewicht dafür mitverantwortlich. Das war 1960, und der Begriff „Risikofaktor" war geboren.

Vor Folgeerkrankungen schützen

Eine Hypertonie ist deshalb so gefährlich, weil der hohe Druck die Gefäße schädigt und das Herz stark belastet. Die Gefäße am Herzen, im Gehirn und an den Nieren reagieren besonders empfindlich, wenn man ihnen zu viel Druck macht. Die Blutgefäße können verkalken, verstopfen oder platzen. Doch die Arterienverkalkung kann nicht nur innere Organe, sondern auch die Durchblutung in den Beinen oder in der Netzhaut des Auges beeinträchtigen.

Zudem schädigt der Blutdruck direkt das Herz, es kann sich eine Herzschwäche oder Vorhofflimmern entwickeln. So können Blutdruckmedikamente nicht nur vor Herzinfarkt oder Schlaganfall, sondern auch noch vor vielen anderen Folgeerkrankungen schützen.

- **Arteriosklerose (Atherosklerose):** Umgangssprachlich auch „Arterienverkalkung" genannt. Ein anhaltend hoher Blutdruck greift die empfindliche Innenhaut der Arterien an, sodass sie leicht einreißt. Es lagert sich Fett ab, die Gefäßwand entzündet sich. In der Folge entstehen immer mehr kalkige Ablagerungen (sogenannte Plaques), die Blutgefäße verengen sich. Gefährlich wird es, wenn die Plaques ein Gefäß verstopfen oder wenn sie sich lösen und die nachgeschalteten kleinen Blutgefäße verschließen. Koronare Herzerkrankung, arterielle Verschlusskrankheit oder Schlaganfall können die Folge sein. Die Arteriosklerose ist an vielen Erkrankungen beteiligt.
- **Aneurysma:** Der Name leitet sich aus dem Griechischen ab und bedeutet „Erweiterung". Der Bluthochdruck macht der Schlagader so zu schaffen, dass sie sich ausbeult. Wenn sie platzt, droht der Betroffene zu verbluten. Warnsymptome gibt es meistens keine.
- **Demenz:** Insbesondere die sogenannte vaskuläre Demenz geht auch auf einen Bluthochdruck zurück. Die Gefäße im Gehirn reagieren auf den Druck und „verkalken", Gedächtnis und Denkvermögen lassen nach.
- **Herzschwäche (Herzinsuffizienz):** Bei einem Bluthochdruck muss der Herzmuskel beständig gegen den Druck anarbeiten. Im Laufe der Jahre verliert das Herz deshalb an Kraft und kann nicht mehr so gut pumpen. Symptome sind Erschöpfung, Atemnot, Wassereinlagerungen (Ödeme) an Fußknöcheln und Unterschenkeln sowie häufiges Wasserlassen in der Nacht.
- **Koronare Herzkrankheit (KHK):** Bei einer KHK haben sich Ablagerungen in den Herzkranzgefäßen gebildet, sodass dem Herzen nicht mehr genug Sauerstoff zur Verfügung steht. Unbehandelt droht ein Herzinfarkt oder eine Herzschwäche. Alarmzeichen ist ein Engegefühl oder Schmerzen in der Brust (Angina pectoris).
- **Herzinfarkt:** Wenn ein Herzkranzgefäß sich sehr stark verengt oder vollkommen verschließt, sterben Teile des Herzmuskels ab. Der anhaltend starke Schmerz hinter dem Brustbein, der in Nacken, Hals, Kiefer, Arme oder Oberbauch ausstrahlen kann und den Frauen und Männer unterschiedlich erleben können (Männer eher im Brustbereich und im linken Arm, Frauen eher im

Bauch- und Rückenbereich), wird als vernichtend empfunden. Es muss sofort ein Notarzt gerufen werden (Telefon 112).

- **Netzhauterkrankung:** Die zarten Äderchen der Netzhaut in unserem Auge können einen Bluthochdruck nicht so gut vertragen und verengen sich, ohne dass in der Regel das Sehvermögen leidet. Augenschäden bilden sich oft zurück, wenn der Blutdruck gut eingestellt ist.
- **Nierenerkrankung:** Die großen Nierenarterien oder die Feinstrukturen in den Nieren können durch den Bluthochdruck Schaden nehmen. Das kann Störungen der Nierenfunktion zur Folge haben. Ein Viertel der chronischen Nierenversagen gehen auf zu hohen Blutdruck zurück. Geschädigte Nieren wiederum lassen den Blutdruck noch mehr steigen.
- **Periphere Arterielle Verschlusskrankheit (PAVK):** Ablagerungen verengen die Bein- und Beckenarterien, sodass die Muskeln der Beine beim Gehen schmerzen. Bleiben die Patienten stehen, legen sich die Schmerzen wieder (deshalb auch der Name „Schaufensterkrankheit", weil die Betroffenen oft nach einer kurzen Gehstrecke vor Schaufenstern stehen bleiben). Im fortgeschrittenen Stadium sind nur noch wenige Schritte schmerzfrei möglich. Die PAVK gilt als „Marker-Erkrankung": Sie weist auf einen drohenden Herzinfarkt oder Schlaganfall hin.
- **Vorhofflimmern:** Der Bluthochdruck hat im Herzmuskelgewebe für Narben und Entzündungen gesorgt. Das kann in den beiden Vorhöfen des Herzens zu elektrischem Chaos führen. Statt sich regelmäßig zusammenzuziehen, flimmern sie nur noch. Dadurch fließt das Blut langsamer durch die Vorhöfe, es können Blutgerinnsel entstehen. Wenn diese sich ablösen, droht ein Schlaganfall.
- **Schlaganfall:** Halsschlagader oder Arterien im Hirn sind so stark durch den Bluthochdruck verkalkt, dass die Blutversorgung des Gehirns blockiert ist. Oder ein Blutgerinnsel oder gelöste Plaqueteile verstopfen ein Gefäß im Gehirn. In beiden Fällen beruht der Infarkt auf einer Mangeldurchblutung von Hirnarealen (ischämischer Infarkt). Der hohe Druck kann auch Blutgefäße im Gehirn direkt zum Platzen bringen (hämorrhagischer Infarkt).

Für eine große Zahl der Basismedikamente liegen gute Belege vor, dass sie vor all diesen Folgeerkrankungen schützen. Studien zeigen, dass das Risiko um ungefähr 20 bis 30 Prozent des ursprünglichen Wertes sinkt. Der Nutzen von Medikamenten ist besonders deutlich nachgewiesen worden, wenn das Ausgangsrisiko hoch ist.

Nicht jedes Medikament passt für jeden

Welches Medikament für Sie am besten geeignet ist, hängt von der Höhe Ihres Blutdrucks ab, von Ihrem Alter, Ihren Begleiterkrankungen und der individuellen Verträglichkeit. Jedes Bluthochdruckmittel hat seine eigenen Vor- und Nachteile. Auch eine solche Differenzierung nehmen die Experten der Stiftung Warentest vor. Diuretika sind zum Beispiel besonders von Vorteil, wenn Sie neben dem Bluthochdruck auch an einer Herzschwäche leiden. Kalziumantagonisten dagegen können eine unbehandelte Herzschwäche verschlimmern, sind aber die Nummer eins unter allen Hochdruckmitteln, was die Verhinderung von Schlaganfällen angeht. Sie sind deshalb zum Beispiel besonders bei Arteriosklerose und metabolischem Syndrom angezeigt.

Dabei kann sich das Urteil der Stiftung Warentest mit zunehmenden Erkenntnissen auch ändern. Schließlich beobachten die Experten der Stiftung die Literatur und die Veröffentlichungen für die jeweiligen Medikamente über viele Jahre hinweg, es kommen immer wieder neue Studien hinzu. Die Bewertungen spiegeln den aktuellen Kenntnisstand und die Entwicklung internationaler Leitlinien und Empfehlungen wider. So galten zum Beispiel Betablocker bis zum Jahr 2007 als uneingeschränkt geeignet bei hohem Blutdruck. Doch Forschungen haben auch Nachteile der Betablocker gezeigt: Bei älteren Patienten (über 60 Jahre), die keine Begleiterkrankungen haben, verhindern sie weniger gut einen Schlaganfall, Herzinfarkt oder Nierenfunktionsstörungen. Deshalb gelten sie in diesen Fällen als „mit Einschränkung geeignet". Leiden ältere Hypertoniker dagegen unter einer koronaren Herzkrankheit oder unter einer Herzschwäche, lautet das Urteil wiederum „geeignet". Auch für jüngere Menschen empfehlen die Experten Betablocker – vor allem, wenn das Herz in Ruhe sehr schnell schlägt (mehr als 100 Schläge pro Minute, Tachykardie, Herzrasen, genannt).

Auch die Reservemittel gilt es differenzierter zu betrachten: Zwar ist für sie weniger gut belegt, dass sie das Risiko für Folge-

Arzneі-Check

Bekommen Sie einen der neuen Fettsenker Praluent oder Repatha? Dann werden Sie feststellen, dass im Beipackzettel ein schwarzes Dreieck zu finden ist. Das schwarze Dreieck zeigt an, dass dieses Mittel noch strenger überwacht wird als andere neue Arzneimittel, die auf dem Markt sind. Sie sollten beobachtete Nebenwirkungen Ihrer Ärztin, Ihrem Arzt mitteilen, damit sie oder er das den Behörden melden kann.

Checkliste

Was die Bewertungen bedeuten

- ☐ **Geeignet** sind Medikamente, deren therapeutische Wirksamkeit ausreichend nachgewiesen ist, bei denen der Nutzen das Risiko überwiegt und die einen hohen Erprobungsgrad aufweisen. „Geeignet" sind auch Kombinationen, wenn sich die Wirkstoffe sinnvoll ergänzen

- ☐ **Auch geeignet** sind Mittel, deren therapeutische Wirksamkeit ebenfalls nachgewiesen ist, die aber noch nicht so lange erprobt sind wie die als „geeignet" bewerteten. Hierunter fallen auch Mittel, die zwar noch immer als Standardpräparate gelten, in der Zwischenzeit aber von neuen, besser verträglichen Mitteln in ihrem Rang als Mittel der ersten Wahl abgelöst wurden.

- ☐ **Mit Einschränkung geeignet** sind Mittel, die zwar therapeutisch wirksam sind, aber im Vergleich zu Standardtherapeutika ein höheres oder nicht gut einschätzbares Risiko bergen. Sie zählen nicht zu den Standardmitteln und werden nur unter bestimmten Bedingungen verwendet, etwa bei ausgewählten oder besonders schwerwiegenden Krankheitskonstellationen. Diese Bewertung erhalten auch jene Mittel, für die zwar in einigen wenigen Studien positive Ergebnisse vorliegen, deren therapeutische Wirksamkeit aber noch nicht zweifelsfrei nachgewiesen ist.

- ☐ **Wenig geeignet** sind Mittel, deren therapeutische Wirksamkeit nicht ausreichend belegt ist, die nicht ausreichend dosiert sind oder deren therapeutische Wirksamkeit im Verhältnis zu den Risiken zu gering ist, sodass die wahrscheinlichen Risiken mehr Gewicht haben als der mögliche Nutzen. „Wenig geeignet" sind darüber hinaus Mittel mit mehr als einem Wirkstoff, wenn sich die Wirkstoffe nicht sinnvoll ergänzen, einzelne Wirkstoffe keinen Nutzen zeigen oder die Kombination keinen zusätzlichen therapeutischen Nutzen gegenüber einem Produkt mit nur einem Wirkstoff aufweist.

(Siehe Bewertungen ab Seite 98 und www.test.de/medikamente/methodik/)

erkrankungen reduzieren. Außerdem sind sie als alleiniges Mittel meist nicht so gut verträglich wie die Basismedikamente. Doch für bestimmte Patientengruppen oder in bestimmten Kombinationen (siehe Seite 61) haben sie durchaus ihre Berechtigung. Gelten Alpha-1-Rezeptoren-Blocker allgemein als alleiniges Mittel als „wenig geeignet", kommen sie für Männer mit hohem Blutdruck und vergrößerter Prostata durchaus infrage, weil sie die Beschwerden beim Wasserlassen positiv beeinflussen können.

Neu ist nicht unbedingt besser

Oft stehen ältere, bewährte Medikamente in der Bewertung der Stiftung Warentest vor neueren Medikamenten. Ein Beispiel ist der Renin-Inhibitor Aliskiren, ein Wirkstoff, der als erster Vertreter einer neuen Medikamentengruppe 2007 zugelassen wurde. Zwar senkt das Medikament den Blutdruck ähnlich gut wie die Basismedikamente. Doch fehlen bisher Untersuchungen, die belegen, dass es Folgeerkrankungen ebenso gut wie diese verhindern kann und auf Dauer gut vertragen wird. Deshalb sollte es erst gegeben werden, wenn die als „geeignet" bewerteten älteren und besser untersuchten Medikamente nicht passen.

Wie wirksam und sicher Aliskiren wirklich ist, muss noch weiter beobachtet und erforscht werden. Denn unerwünschte Wirkungen fallen oft erst dann auf, wenn ein Mittel bereits länger auf dem Markt ist. Eine Analyse zeigt, dass in den USA bei jedem dritten neuen Medikament im Nachhinein Verträglichkeitsprobleme auftreten. In Deutschland ist die Situation ähnlich. Auch deshalb ist eine unabhängige Institution wie die Stiftung Warentest wichtig: Die Arzneimittelexperten der Stiftung bewerten für die Datenbank „Medikamente im Test" (www.medikamente-im-test.de) die wichtigsten Arzneimittel und berücksichtigen dabei auch Sicherheitsmeldungen aus anderen Ländern. So kann es sein, dass unerwünschte Wirkungen eines Medikamentes früher in den Informationen der Stiftung Warentest stehen als im Beipackzettel. Oft dauert es einige Jahre, bis nach der Zulassung beobachtete Nebenwirkungen Eingang in den Beipackzettel finden.

Damit neue Nebenwirkungen erkannt und aufgenommen werden, ist auch die aktive Mitarbeit von Ärzten und Patienten notwendig. Ärzte sind angehalten, neu aufgetretene unerwünschte Wirkungen den Behörden zu melden. Das können sie aber nur, wenn die Patienten es ihnen auch mitteilen. Auch das ist also ein Grund, mit Ihrem Arzt immer offen über beobachtete Nebenwirkungen (siehe Seite 49) zu sprechen.

Me-too-Präparate

Dass „neu und teuer" nicht unbedingt gleichbedeutend mit „besser" ist, zeigt auch das Beispiel Olmesartan. Das Medikament gehört, wie am Namen erkennbar, zu den Sartanen. Es wirkt nicht besser als andere

Vorläufer-Sartane, es gibt aber Hinweise darauf, dass es schlechter vertragen wird. Außerdem fehlen bisher ausreichende Belege dafür, dass Olmesartan Schlaganfall und Herzinfarkt verhindern und die Sterberate senken kann. Deshalb erhält es die Einschätzung „mit Einschränkung geeignet".

Olmesartan ist ein sogenanntes Me-too-Präparat, auch Analogpräparat genannt. Me-too-Präparate (engl. „Ich auch!") sind neu eingeführte Präparate, die eine ähnliche Struktur und damit eine vergleichbare Wirkung haben wie früher eingeführte Wirkstoffe der gleichen Substanzklasse. Der neue Wirkstoff weicht chemisch kaum von den bekannten Wirkstoffen ab. Trotzdem können Hersteller das Medikament als neues Arzneimittel patentieren lassen. Kritiker bezeichnen solche Präparate deshalb auch als Scheininnovationen, weil sie nicht besser wirken, aber teurer sind als die früher eingeführten Wirkstoffe, deren Patentschutz oft schon abgelaufen ist und die schon als kostengünstige Generika verfügbar sind.

Nebenwirkungen minimieren

Eine gute Wirkung ist nicht zum Nulltarif zu haben. Doch mit richtiger Dosierung und passendem Medikament können die unerwünschten Wirkungen in Grenzen gehalten werden.

→ **Vielen Patienten** fällt es schwer, zu akzeptieren, dass sie nun regelmäßig, womöglich lebenslang Medikamente gegen Bluthochdruck einnehmen müssen. Sie fühlen sich vielleicht zum chronisch Kranken abgestempelt. Viele Menschen möchten nicht jeden Tag „Chemie" schlucken und haben Angst vor Nebenwirkungen. Die Ängste sind einerseits berechtigt, weil wirksame Medikamente nicht frei sind von unerwünschten Wirkungen. Andererseits lässt sich zumindest für die meisten Vertreter der Basismedikamente sagen: Viele gute Studien und jahrelange bis jahrzehntelange Erfahrung haben gezeigt, dass sie sowohl wirksam als auch verträglich sind. Böse Überraschungen sind glücklicherweise nur sehr selten zu erwarten.

Beginn einer Therapie

Insbesondere zu Beginn der Therapie kann es sein, dass Sie sich zunächst schlapp und müde fühlen. Oder Ihnen ist öfters schwindelig. Das liegt daran, dass Ihr Körper sich erst an den niedrigeren Blutdruck gewöhnen muss. Ihr Gehirn empfindet den gesenkten Druck erst mal als zu gering. Schließlich lief der Kreislauf schon seit längerer Zeit, möglicherweise über Jahre auf „Hochtouren". Bis sich der Körper auf die Blutdrucksenkung eingestellt hat, kann es eine Weile dauern. Aus diesen Gründen beginnt Ihr Arzt eventuell auch erst mit einer sehr niedrigen Dosis, um sie dann langsam, über Wochen und Monate, zu steigern, bis der Blutdruck das normale Niveau erreicht hat. Wenn die Beschwerden zu stark sind, könnte es sein, dass der Blutdruck etwas zu schnell abgesenkt worden ist. Dann hilft es, mit einer niedrigeren Dosis fortzufahren und langsamer einzuschleichen.

Es ist also gerade am Anfang wichtig, nicht voreilig den Schluss zu ziehen, dass man das Medikament nicht verträgt. Lassen Sie sich vor allem nicht dazu verleiten, das Medikament eigenmächtig zu reduzieren oder ganz abzusetzen. Das kann gefährlich werden, weil der Blutdruck dann womöglich in die Höhe schießt (siehe Seite 92). Halten Sie immer Rücksprache mit Ihrem Arzt. Wenn Sie ihm verheimlichen, dass Sie sich nicht an die Empfehlungen halten, kommt er womöglich zu dem Schluss, dass das Medikament nicht genügend wirkt und erhöht die Dosis. Das würde Ihre Beschwerden verstärken und Sie nehmen das Medikament erst recht nicht ein. So kommen Sie jedenfalls nicht weiter. Eine offene, vertrauensvolle Kommunikation mit der Ärztin, dem Arzt (siehe Seite 78) ist Basis einer jeden Therapie.

Geduld ist angesagt. Voraussichtlich wird es Ihnen nach wenigen Wochen wieder so gut gehen wie vorher. Wenn Sie einen sehr hohen Blutdruck hatten, fühlen Sie sich nach einiger Zeit der Medikamenteneinnahme wahrscheinlich sogar belastbarer als vorher, weil Symptome wie Atemnot oder Kopfschmerzen durch die Behandlung weggefallen sind.

Wenn die Beschwerden anhalten

Wenn sich die Symptome auch nach einigen Wochen nicht gegeben haben, sollten Sie mit Ihrem Arzt sprechen. Denn eine Blutdrucktherapie, die auf Dauer Beschwerden verursacht, ist keine gute Therapie! Schließlich gibt es mehrere Möglichkeiten, um die Probleme zu beheben: Die Dosis kann reduziert werden, Sie können auf ein anderes

Frauen und ältere Menschen reagieren empfindlicher auf Medikamente. Vorsicht bei der Dosierung ist deshalb angesagt, damit sich Nebenwirkungen nicht so stark bemerkbar machen.

Medikament umschwenken oder eine Kombination mehrerer Medikamente (siehe Seite 61) ausprobieren. Dann verschwinden die Symptome in der Regel.

Sehr häufig verursachen ACE-Hemmer zum Beispiel einen unangenehmen Reizhusten, auch nachts. Wenn Sie das als sehr störend empfinden, kann man beispielsweise auf ein Medikament aus der Gruppe der Sartane ausweichen, die einen ähnlichen Wirkmechanismus wie ACE-Hemmer haben. Es kann sein, dass Betablocker Albträume verursachen. Eventuell hilft es schon, wenn der Arzt einen anderen Betablocker verschreibt. Kopfschmerzen, Magen-Darm-Beschwerden, Müdigkeit, Schwindel – diese Beschwerden kommen bei fast allen Antihypertonika gelegentlich bis häufig vor. Das kann subjektiv sehr störend sein, auch wenn diese Symptome eher als harmlos einzustufen sind. Nur Sie selber können beurteilen, ob Sie sich damit einrichten können oder nicht.

Wie jemand welche Symptome empfindet, ist eine höchst individuelle Angelegenheit. Sie haben alles Recht der Welt, zu beschließen: Mit diesen Symptomen komme ich auf Dauer nicht klar. Wenn es sich um leichtere Beschwerden handelt, sollten Sie diese immer in Relation zu dem gesundheitlichen Nutzen des Medikaments setzen: Eine Senkung des Blutdrucks schützt Ihre Organe und bewahrt Sie womöglich vor einer lebensgefährlichen Erkrankung. Wenn allerdings deutliche Beschwerden plötzlich

Checkliste

Den Blutdruck richtig einstellen

- ☐ **Blutdrucktherapie** ist in der Regel eine lebenslange Therapie. Normale Blutdruckwerte (unter Therapie!) sind kein Grund, die Medikamente abzusetzen.
- ☐ **Langzeitschäden** durch eine dauerhafte Einnahme sind nicht zu erwarten. Im Gegenteil: Das Risiko für Schlaganfälle, Herzinfarkte, Herzschwäche, Nierenschäden und andere Folgeerkrankungen wird nachweislich gesenkt.
- ☐ **„Start low, go slow“:** Mit einer niedrigen Dosis anfangen und langsam steigern, damit sich der Körper an den gesenkten Blutdruck gewöhnen kann.
- ☐ **Nicht bei „homöopathischen“** Dosen stehen bleiben.
- ☐ **Lieber zwei oder mehr** Medikamente in mäßigen Dosen kombinieren, als ein einzelnes Medikament in hoher Dosis nehmen.

Quelle: Deutsche Herzstiftung, „Bluthochdruck: Was tun?“, S. 36

auftauchen oder sich verstärken, wenn Sie die Symptome als bedrohlich empfinden, suchen Sie sofort einen Arzt auf oder rufen Sie den Notarzt (Tel. 112).

Bei der Wahrnehmung der Beschwerden sollte man auch eines nicht außer Acht lassen: Wenn ein Symptom auftaucht, nachdem man ein neues Medikament eingenommen hat, ist die Versuchung groß, einen Zusammenhang herzustellen. Es kann sich aber um bloßen Zufall handeln, dass die Kopfschmerzen oder Magen-Darm-Beschwerden ausgerechnet zu dem Zeitpunkt auftreten. Womöglich haben die Symptome ganz andere Ursachen und hören nach einiger Zeit wieder auf.

Kinder, Frauen, Ältere

Bluthochdruck ist nicht nur Männersache. Bei Frauen, aber auch bei Kindern und älteren Menschen, sind einige Besonderheiten zu beachten.

Was haben Kinder, Frauen und Senioren gemeinsam? Es sind Patientengruppen, die in klinischen Studien mit Medikamenten oft unterrepräsentiert sind. Denn Kinder möchte man nicht unnötigen Risiken aussetzen. Auch bei Frauen ist Vorsicht geboten, weil bei einer potenziellen Schwangerschaft das Ungeborene durch Medikamententests gefährdet werden könnte. Ältere oder hochbetagte Menschen haben oft viele Begleiterkrankungen, was meistens ein Ausschlusskriterium für die Teilnahme an Studien bedeutet. So sind viele Arzneien für diese genannten Patientengruppen nicht so gut geprüft. Umso vorsichtiger sollten sie dosiert werden, manchmal kommt nur ein bestimmtes Medikament infrage.

Gefahr für Frauen oft unterschätzt

Frauen wiegen sich oft in falscher Sicherheit: Herzinfarkt, Schlaganfall, Bluthochdruck – ist doch alles Männersache! Es stimmt tatsächlich, dass die weiblichen Geschlechtshormone, die Östrogene, vor Bluthochdruck und Herz-Kreislauf-Erkrankungen schützen. Doch nur bis etwa zum 50. Lebensjahr, also bis zu dem Zeitpunkt, wo die Wechseljahre einsetzen. Ab dann sinkt der Östrogenspiegel und im Gegenzug steigt der Spiegel des auch bei Frauen gebildeten männlichen Hormons Testosteron. Diese hormonelle Umstellung wirkt sich ungünstig auf den Blutdruck aus. Mehr als die Hälfte der Frauen entwickeln im Laufe der Wechseljahre eine Hypertonie. Sind in jüngeren Jahren deutlich weniger Frauen als Männer betroffen, gleichen sich später die Anteile von betroffenen Männern und Frauen an.

Insgesamt verschiebt sich das Risiko für Herz-Kreislauferkrankungen (siehe Seite 22) bei Frauen um etwa zehn Jahre: Eine 60-jährige Frau hat in etwa das Risiko eines 50 Jahre alten Mannes. Und so sind in Deutschland auch für Frauen Herzinfarkt und Schlaganfall die führenden Todesursachen. Und nicht nur das: Die Sterblichkeit beim Herzinfarkt ist bei Frauen höher als bei Männern. Ein Grund dafür: Frauen nehmen sich weniger als Risikopatientinnen wahr – und auch Ärztinnen und Ärzte unterschätzen nicht selten die Gefahr für Frauen. Vor allem sind aber die Symptome bei Frauen anders als bei Männern und werden deshalb nicht mit einem Herzinfarkt in Verbindung gebracht. Deshalb vergeht wichtige Zeit, die für die Behandlung eines Herzinfarktes dringend genutzt werden muss – auch dies führt dann zu einer höheren Sterblichkeit bei Frauen: Sie kommen einfach zu spät in die Klinik.

Mehr Nebenwirkungen bei Frauen

Es gibt weitere Unterschiede zwischen den Geschlechtern: Frauen, insbesondere ältere, reagieren tendenziell empfindlicher auf Medikamente als Männer. Denn sie verstoffwechseln die Substanzen schlechter und scheiden sie langsamer aus. Daher bleiben die Stoffe länger im Körper und wirken stärker, sodass gerade bei schlanken, leichtgewichtigen Frauen die Standarddosierungen oft zu hoch sind.

Frauen leiden deshalb häufiger unter Nebenwirkungen (siehe Seite 49.) als Männer. So bekommen weibliche Patientinnen unter ACE-Hemmern deutlich häufiger einen trockenen Reizhusten als männliche Patienten. Wenn Sie einen Betablocker einnehmen, sollten Sie besonders als Frau darauf achten, dass Ihr Puls nicht zu langsam wird. Zudem wirken bestimmte Betablocker, z. B. Metoprolol und Propranolol, in gleicher Dosierung wie bei Männern deutlich stärker, auch

Arznei-Check

Nehmen Sie „die Pille"? Das Verhütungsmittel verdoppelt bis verdreifacht bei jungen Frauen das ansonsten sehr niedrige Risiko für Bluthochdruck. Macht sich eine Hypertonie als Nebenwirkung bemerkbar, sollten Sie zusammen mit Ihrer Ärztin, Ihrem Arzt überlegen, auf andere Präparate oder alternative Verhütungsmittel umzusteigen. „Die Pille" kann im Übrigen die Wirkung von blutdrucksenkenden Mitteln abschwächen!

die Nebenwirkungen sind gravierender. Wenn Sie ein Diuretikum einnehmen, gilt es, ein zu starkes „Austrocknen" zu verhindern. Das kann sich durch Schwindel im Stehen oder beim schnellen Aufstehen bemerkbar machen. Frauen sollten deshalb genau beobachten, wie ihnen die Medikamente bekommen, und beim nächsten Arztbesuch davon berichten.

Bluthochdruck in der Schwangerschaft

Auch wenn es normal ist, dass der Blutdruck durch eine Schwangerschaft etwas ansteigt: Der Grenzwert von 140/90 mmHg sollte auch mit einem Kind im Bauch nicht überschritten werden, um die Gesundheit der Mutter und die optimale Versorgung des Ungeborenen nicht zu gefährden.

Bei Ihnen wurde ein erhöhter Blutdruck während der Schwangerschaft festgestellt? Das kommt relativ häufig vor, nämlich bei ungefähr einer von zehn Schwangeren. Dabei werden zwei Formen unterschieden:

1. Die Blutdruckwerte waren bereits vor der Schwangerschaft erhöht – es handelt sich also um einen schwangerschaftsunabhängigen Bluthochdruck.
2. Der Bluthochdruck entwickelt sich erst während der und durch die Schwangerschaft – meistens im dritten Drittel, nach der 20. Schwangerschaftswoche. Nach der Geburt klingt dieser Schwangerschaftshochdruck innerhalb weniger Wochen wieder ab.

Sowohl der schwangerschaftsunabhängige Hochdruck als auch der Schwangerschaftshochdruck sind normalerweise gut regulierbar. Bis zu Werten von 160/110 mmHg besteht die Möglichkeit, ohne Medikamente auszukommen. Dabei ist – im Gegensatz zu anderen Bluthochdruckpatienten – bei Schwangeren vor allem Schonung angesagt: viele Ruhepausen, Einschränkung der Aktivitäten, eventuell sogar Bettruhe. Haben Sie einen anstrengenden Job? Dann sollten Sie über Arbeitserleichterungen und Arbeitszeitverkürzungen nachdenken. Eine verminderte Kochsalzaufnahme oder eine Gewichtsreduktion wird bei Schwangeren nicht empfohlen, Alkohol verbietet sich gänzlich in der Schwangerschaft.

Medikamente in der Schwangerschaft

Fachleute empfehlen in den aktuellen Behandlungsleitlinien, dass eine Schwangere ab Werten von 160/110 mmHg mit Antihypertensiva behandelt werden sollte. Aber auch schon bei Werten über 140/90 mmHg kann eine Behandlung mit Medikamenten erwogen werden, zum Beispiel wenn der hohe Blutdruck zu Organveränderungen und Beschwerden geführt hat. Es müssen Nutzen und Risiken für Mutter und Kind gegeneinander abgewogen werden: Auf der einen Seite kann der Hochdruck für die Mutter lebensgefährlich werden (siehe Präeklampsie, Seite 55) und dem Ungeborenen drohen zum Beispiel Wachstumsverzögerungen.

Arznei-Check

Sie müssen Medikamente gegen Bluthochdruck einnehmen und wünschen sich ein Kind? Dann sollten Sie beim nächsten Arztbesuch besprechen, ob die Mittel für die Zeit der Schwangerschaft eventuell abgesetzt werden können oder auf welche Blutdruckmedikamente Sie umstellen sollten. ACE-Hemmer und Sartane (siehe Seiten 111 und 132) zum Beispiel sind absolut ungeeignet für die Schwangerschaft!

Doch auf der anderen Seite gelangen Medikamente durch den Mutterkuchen in den Körper des ungeborenen Kindes, sodass auch hier bei einigen Mitteln die Gefahr besteht, dass sie Wachstumsverzögerungen verursachen.

Es gibt allerdings ein Mittel, das sich bei Schwangeren bewährt hat: Methyldopa aus der Gruppe der Alpha-2-Agonisten (S. 118). Es ist in diesem Fall der Favorit unter den Blutdruckmitteln, weil sich in den Untersuchungen keine wesentlichen unerwünschten Wirkungen für die schwangere Frau und für das Ungeborene gezeigt haben. Die Studien haben außerdem ergeben, dass unter Methyldopa rund um die Geburt seltener Blutdruckkrisen auftreten und sich die Rate der Fehlgeburten deutlich reduziert gegenüber einem unbehandelten Bluthochdruck in der Schwangerschaft. Als Reservemittel gelten Metoprolol aus der Gruppe der Betablocker (siehe Seite 120) und ab dem vierten Schwangerschaftsmonat Nifedipin (siehe Seite 129). Diese drei Medikamente sind auch die Mittel der Wahl für die Stillzeit.

▶ **Weitere Informationen zu Erkrankungen und Medikamenten in der Schwangerschaft erhalten Sie unter www.embryotox.de, eine Webseite, die vom Bundesministerium für Gesundheit und der Berliner Senatsverwaltung für Gesundheit finanziert wird.**

✘ **Nutzen Sie alle Vorsorgeuntersuchungen** in der Schwangerschaft und messen Sie täglich den Blutdruck zu Hause. Denn es gilt, eine sogenannte Präeklampsie frühzeitig zu erkennen. Eine Präeklampsie ist eine Schwangerschafts-Erkrankung, die neben einem erhöhten Blutdruck durch vermehrte Eiweißausscheidung im Urin gekennzeichnet ist und lebensbedrohliche Komplikationen nach sich ziehen kann.

Immer mehr Kinder sind betroffen

Bluthochdruck ist keine „Alte-Leute-Krankheit": Immer mehr junge Menschen und sogar Kinder und Jugendliche entwickeln einen zu hohen Blutdruck. Die Deutsche Hochdruckliga schätzt, dass etwa 700 000 Kinder betroffen sind. Früher kam eine Hypertonie bei Kindern tatsächlich seltener vor und war meistens auf angeborene Erkrankungen des Herzens, der Blutgefäße oder Nieren zurückzuführen, also eine sekundäre Hypertonie (siehe Seite 16). Heute dagegen handelt es sich, wie bei Erwachsenen auch, oft um eine primäre Hypertonie (siehe Seite 15), also um einen Bluthochdruck ohne zugrunde liegende Erkrankung. Die Erklärung dafür liefert die Waage: Die meisten betroffenen Kinder sind zu dick. Denn Kinder leben heute fast schon wie Erwachsene: Sie sitzen zu viel, essen zu viel und sind gestresst. Und wie bei Erwachsenen auch können die zu hohen Werte auch schon bei Kindern zu einer Herzschwäche, zur koronaren Herzerkrankung und zu Ablagerungen in den Gefäßen führen.

Auch bei Kindern steht eine Gewichtsabnahme durch gesunde Ernährung und mehr Bewegung im Vordergrund. Die Empfehlung für Erwachsene – fünfmal die Woche mindestens 30 Minuten Ausdauersport – kann gerade für Kinder durchaus erhöht werden auf täglich mindestens 60 Minuten intensive Bewegung. Eine große aktuelle Studie (die EU-Studie IDEFICS) zeigt: Kinder, sie sich weniger als 60 Minuten am Tag bewegt hatten, entwickelten zu 53 Prozent häufiger einen erhöhten Blutdruck. Diäten sind tabu, da sie vor allem bei jungen Menschen in eine Essstörung münden können. Beim Essen ist nicht weniger, sondern besser angesagt: viel Obst, Gemüse und Vollkornprodukte, wenig Salz, Zucker und Fett.

Andere Grenzwerte für Kinder

Der Blutdruck bei Kindern ist niedriger als bei Erwachsenen und steigt an, je älter und größer sie werden. Daher gibt es für Kinder auch andere Normwerte, die sich an Alter, Größe und Geschlecht orientieren. Das ist eine komplizierte Angelegenheit: Es handelt sich dabei nämlich um verteilungsbasierte Grenzwerte, sogenannte Perzentilkurven. Fachleute definieren im Allgemeinen als Grenze Werte oberhalb des 95. Perzentils. Das heißt, 95 Pro-

---

Bei Kindern und Jugendlichen macht sich eine Hypertonie häufig mit Kopfschmerzen, Schwindel, Nasenbluten, Lern- oder Konzentrationsstörungen sowie Tinnitus bemerkbar. Bei Erwachsenen dagegen ist ein Bluthochdruck meistens symptomlos.

zent der gleichaltrigen und gleich großen Jungen und Mädchen weisen niedrigere Blutdruckwerte auf. Nach der neuen europäischen Leitlinie zur Behandlung von Hochdruckerkrankungen bei Kindern und Jugendlichen liegt der Grenzwert bei 3-jährigen Jungs zum Beispiel bei 113/67 mmHg, bei 6-jährigen bei 117/76 mmHg und bei 12-jährigen bei 127/83 mmHg. Bei Mädchen liegen die Werte im Allgemeinen ein klein wenig niedriger: 110/69 mmHg bei den 3-jährigen, 115/76 mmHg bei den 6-jährigen und 126/82 mmHg bei den 12-jährigen Mädchen.

Ab dem 16. Lebensjahr gelten nach der neuen Leitlinie die Empfehlungen für Erwachsene: Die Obergrenze wird mit 140/90 mmHg angegeben. Als Eltern sollten Sie den Blutdruck bei Ihrem Kind regelmäßig überprüfen, wenn schon mal erhöhte Werte festgestellt wurden. Sprechen Sie mit Ihrem Arzt, welcher Grenzwert für Ihr Kind gültig ist. Für die Messung benötigen Sie ein Gerät mit kleinerer Manschette.

Medikamente für kleine Patienten

Reichen eine Umstellung der Ernährung und ein Sportprogramm nicht aus, um den Blutdruck bei Ihrem Kind zu senken, sind Medikamente angesagt. Vor allem dann, wenn Ihr Kind schon an Folgeschäden des Bluthochdrucks, wie einem vergrößerten Herzmuskel oder verdickten Gefäßwänden, leidet. Bisher sind allerdings nur wenige Medikamente für Kinder zugelassen, weil bis vor einigen Jahren Arzneimittel vor allem an Erwachsenen geprüft wurden. Um diese Lücke zu schließen, ist 2007 eine EU-Verordnung in Kraft getreten, mit der pharmazeutische Hersteller verpflichtet werden, Medikamente auch an Kindern zu prüfen, wenn der Wirkstoff für die Kinderheilkunde relevant ist. So sind in der Zwischenzeit schon einige Studien entstanden, in denen Bluthochdruckmedikamente bei Kindern systematisch untersucht und die genaue Dosierung ermittelt wurde. Die ausgewählten Substanzen haben den Blutdruck auch bei Kindern und Jugendlichen effektiv gesenkt und wurden gut vertragen. Es stehen allerdings noch Studien aus, die die verschiedenen Antihypertensiva miteinander vergleichen und beweisen, dass Folgeerkrankungen verhindert werden können.

Es gibt Hinweise, dass bei einer Hypertonie, die mit Übergewicht verbunden ist, ACE-Hemmer (Benazepril, Captopril, Enalapril, Lisinopril) oder Sartane (Losartan, Valsartan) als erste Wahl zu empfehlen sind. Wenn das Kind das Medikament nicht gut vertragen sollte, gelten Kalziumantagonisten (Amlodipin oder Nifedipin) als gute Alternative. Unter den Betablockern kommt Metoprololsuccinat infrage. Bei Kindern mit Bluthochdruck, die kein Übergewicht haben, geben die bisherigen Studiendaten es nicht her, dass eine Medikamentengruppe einer anderen vorzuziehen ist.

Ist die Therapie mit einem Medikament nicht erfolgreich, kommen auch bei den kleinen Patienten Kombinationen von mehreren Medikamenten zum Zug. Sinkt der Blutdruck dagegen mit einem Medikament ausreichend, kann Ihr Arzt möglicherweise versuchen, das Medikament schrittweise zu reduzieren – unter Beibehaltung des Ernährungs- und Sportprogramms.

Hochdrucktherapie lohnt sich auch im Alter

Insbesondere bei älteren Menschen ist die Diagnose Bluthochdruck verbreitet: Drei von vier Menschen, die über 70 Jahre alt sind, haben eine Hypertonie. Vielleicht fragen Sie sich: Soll ich mich im fortgeschrittenen Alter noch mit Blutdrucktabletten belasten? Sind die Nebenwirkungen nicht mitunter größer als die positiven Effekte? Es ist tatsächlich nicht zu spät, eher im Gegenteil: Eine Behandlung mit Medikamenten senkt auch im Alter das Risiko für einen Herzinfarkt (siehe Seite 44) um mehr als 25 Prozent und für einen Schlaganfall um ein Drittel.

Auch für Seniorinnen und Senioren gilt derzeit der Grenzwert 140/90 mmHg. Die alte Faustformel „100 mmHg plus Lebensalter", um den oberen Wert zu errechnen, hat schon lange ausgedient. Und grundsätzlich unterscheidet sich die Therapie nicht von derjenigen jüngerer Erwachsener. Die Behandlung erfordert allerdings mehr Fingerspitzengefühl und richtet sich nicht nur nach dem Alter, sondern auch nach dem Fitnesszustand des Patienten. So hat sich das Therapieziel bei Patienten, die über 80 Jahre alt und nicht mehr ganz so rüstig sind, etwas gelockert: Der Blutdruck muss nicht unbedingt auf unter 140/90 mmHg gesenkt werden, sondern ist bis 150 mmHg noch akzeptabel.

→ Umstrittene Zielwerte

Die sogenannte SPRINT-Studie aus dem Jahr 2015 (siehe auch Seite 88) zeigte, dass eine bestimmte Gruppe unter den älteren Patienten davon profitiert, wenn das Ziel der Therapie nicht bei 140/90 mmHg liegt, sondern sogar deutlich darunter: nämlich Patienten über 75 Jahre mit hohem kardiovaskulären Risiko (also z.B. mit einer Nieren- oder Herzerkrankung), die aber ansonsten fit sind, insbesondere keinen Diabetes haben und auch noch keinen Schlaganfall erlitten haben. Diese Patienten erlitten seltener einen Herzinfarkt oder Schlaganfall, wenn ihr Blutdruck auf Werte um 123 mmHg systolisch gesenkt wurde, im Vergleich zu Patienten, deren Blutdruck mit der medikamentösen Therapie bei 135 mmHg lag.

Doch niedrigere Werte generell für ältere Patienten anzustreben, ist aus mehreren Gründen problematisch: Zum einen betrafen die Vorteile nur eine ganz bestimmte Patientengruppe. Zum anderen traten öfters schwere Nebenwirkungen auf. So verschlechterte sich unter der strikten Therapie die Nierenfunktion häufiger als bei den anderen Patienten. Überhaupt ist mit vermehrtem Auftreten anderer Nebenwirkungen wie Schwindel und Kreislaufproblemen zu rechnen, wenn der Blutdruck strikter gesenkt wird. Zudem wurde in der SPRINT-Studie mit einer unkonventionellen Methode der Blutdruck gemessen, nämlich der Mittelwert aus drei automatischen Messungen ermittelt. Das ergibt eher niedrigere Werte. So besteht die Tendenz in Deutschland, an den bisherigen Werten festzuhalten und bei betagten Patienten nicht so streng vorzugehen.

Schwindel ist die häufigste Nebenwirkung

Der Blutdruck sollte möglichst behutsam gesenkt werden, die Dosierung der Medikamente sollte so niedrig wie möglich sein. Denn im Alter lässt die Funktion der Nieren und Leber nach, wodurch Medikamente langsamer abgebaut und verzögert ausgeschieden werden. Deshalb wirken Blutdrucksenker bei älteren Menschen oft stärker als bei jüngeren. Außerdem reagieren ältere Menschen generell empfindlicher auf Wirkungen und Nebenwirkungen von Arzneimitteln, weil die Anpassungsfähigkeit des Organismus nachgelassen hat. Achten Sie deshalb darauf, wie gut Sie die Medikamente vertragen. Ist Ihnen schwindelig, fühlen Sie sich benommen? Schwindel gilt als die häufigste Nebenwirkung einer antihypertensiven Therapie bei älteren Patienten. Es gilt, mit einer vorsichtigen Herangehensweise die Nebenwirkungen in Grenzen zu halten. Dafür ist auch Ihre Mitarbeit gefragt. Wenn Sie Beschwerden haben, besprechen Sie Ihre Beobachtungen mit Ihrem Arzt.

Weil eine medikamentöse Therapie bei Senioren heikler ist, kann es gerade auch für ältere Patienten sinnvoll sein, mit nichtmedikamentösen Maßnahmen zu beginnen. Auch wenn Sie über 70 oder 80 Jahre alt sind: Es ist nicht zu spät, Ihre Ernährung oder Ihr Bewegungsverhalten im Alltag etwas zu verändern. Zum Beispiel, indem Sie Ihren Salzkonsum reduzieren (siehe Seite 32). Das könnte einen großen Effekt haben, da der Blutdruck bei älteren Menschen häufig stärker auf Salz reagiert als bei jüngeren.

Arznei-Check

Wenn bei Ihnen eine isolierte systolische Hypertonie (Seite 14) vorliegt, sind vor allem Diuretika und Kalziumantagonisten empfehlenswert.

▶ **In der sogenannten Priscus-Liste (lat. Priscus = alt, altehrwürdig) sind über 80 Arzneistoffe aufgeführt, die als potenziell ungeeignet für ältere Menschen gelten. Darunter sind auch Blutdruckmittel, allerdings nur solche, die als Reservemittel gelten. www.priscus.net**

Checkliste

Besonderheiten im Alter

☐ **Ist nur Ihr oberer Wert erhöht?** Dann handelt es sich um eine isolierte systolische Hypertonie, die bei jedem zweiten Hochdruckpatienten ab dem 65. Lebensjahr vorkommt. Je größer der Abstand zwischen oberem und unterem Blutdruckwert, desto höher das Risiko für einen Schlaganfall oder eine andere Herz-Kreislauf-Erkrankung.

☐ **Sie haben hohe Werte** in der Arztpraxis und niedrigere zu Hause? Bei betagten Menschen ist die Tendenz zur Praxishypertonie (siehe Seite 15) besonders ausgeprägt. Eine 24-Stunden-Messung (siehe Seite 13) kann das aufdecken.

☐ **Ist Ihr Blutdruck im Sitzen** erhöht, im Stehen aber sehr niedrig (unter 110 mmHg)? Dann leiden Sie unter einer orthostatischen Hypotonie (nicht Hypertonie!) – also einem niedrigen Blutdruck im Stehen. Der Organismus schafft es nicht mehr so gut, die obere Körperhälfte mit Blut zu versorgen. Schwindel und Schwarzwerden vor Augen können die Folge sein.

☐ **Ist Ihr Blutdruck** mit Medikamenten (scheinbar) schlecht einzustellen? Und gleichzeitig haben Sie Beschwerden eines niedrigen Blutdrucks, wie starke Müdigkeit, Konzentrationsschwäche, Schwarzwerden vor Augen? Dann kann es sich um eine Pseudohypertonie handeln: Das Blutdruckgerät zeigt zu hohe Werte an, weil die Blutgefäße so starr sind, dass sie durch die Manschette nicht richtig zusammengedrückt werden können. Sprechen Sie mit Ihrem Arzt über diese Möglichkeit.

☐ **Werden Sie morgens** nach dem Frühstück müde und möchten sich am liebsten wieder hinlegen? Die Ursache kann ein besonders niedriger Blutdruck sein, weil die Medikamente, die Sie zusammen mit dem Frühstück eingenommen haben, zu wirken beginnen und gleichzeitig viel Blut für die Verdauung benötigt wird. Besprechen Sie mit Ihrem Arzt, ob die Medikamente über den Tag anders verteilt werden können.

Einzeln oder in Kombination

Manchmal reicht ein Medikament, manchmal sind zwei oder drei Mittel nötig. Bis zu fünf unterschiedliche Antihypertensiva können miteinander kombiniert werden.

Grundsätzlich ist es sinnvoll, einen milderen Blutdruck (Grad 1, eventuell noch Grad 2 gemäß Tabelle auf Seite 14) erst einmal mit einem einzelnen Präparat zu behandeln (Monotherapie). Lässt sich der Blutdruck damit nicht ausreichend senken und würde eine höhere Dosierung bedeuten, dass die Nebenwirkungen unverhältnismäßig ansteigen, ist ein zweiter Wirkstoff angesagt (Kombinationstherapie). Bei mindestens zwei Dritteln aller Patienten mit Bluthochdruck reicht ein Medikament nicht. Sie brauchen zwei oder sogar drei Medikamente, um den Blutdruck in den Griff zu bekommen und das Herz-Kreislauf-Risiko in Schach zu halten. Ist der Blutdruck bereits bei Diagnosestellung sehr hoch (Grad 3), sollten von Anfang an zwei Wirkstoffe zum Zug kommen.

Kombination: Stärkere Wirkung, weniger Nebenwirkungen

Das zweite Medikament soll aus einer anderen Wirkstoffklasse kommen. Die Mittel setzen also an unterschiedlichen Stellen im Körper an, was die blutdrucksenkende Wirkung verstärkt. Zwei Wirkstoffe aus unterschiedlichen Klassen zu kombinieren, hat einen bis zu fünfmal größeren Effekt, als die Dosis zu erhöhen, schreiben die Autoren der Europäischen Leitlinien zur Prävention von Herz-Kreislauf-Erkrankungen von 2016. Gleichzeitig lassen sich mit einer Kombinationstherapie die Nebenwirkungen verringern, weil die Dosis der kombinierten Mittel relativ niedrig gehalten werden kann. Mit hohen Dosierungen eines einzelnen Medikaments dagegen steigen die Nebenwirkungen an. Eine Kombinationstherapie kann den Blutdruck nicht nur effektiver, sondern auch rascher senken, was bei Patienten mit einem stark erhöhten Risiko für Herz-Kreislauf-Erkrankungen (S. 22) wichtig ist.

Auch eine Monotherapie hat Vorteile: Mit nur einem Medikament können Sie zusammen mit der Ärztin, dem Arzt in Ruhe herausfinden, welches das wirksamste und verträglichste Medikament für Sie ist und welche Dosierung die richtige ist. Bei einer Kombinationstherapie dagegen lassen sich Wirkungen der ausgewählten Substanzen ausprobieren, wenn sie nacheinander angesetzt werden.

Die Kombination von ACE-Hemmer (S. 111) mit Kalziumantagonist (S. 129) hat sich nach aktuellen Übersichtsarbeiten als besonders vorteilhaft erwiesen. Diese Kombi ist gut verträglich und kann gegenüber anderen blutdrucksenkenden Zweiergespannen Herzinfarkten besser vorbeugen und die Nierenfunktion nachhaltiger schützen. Je nach individuellen Zusatzerkrankungen sind auch Kombinationen von ACE-Hemmer mit Diuretikum oder Betablocker mit Diuretikum oder Kalziumantagonist üblich. Auch Kalziumantagonist plus Diuretikum ist geeignet, so das Urteil der Stiftung Warentest. Wenn ACE-Hemmer nicht vertragen werden, tritt an ihre Stelle ein Sartan.

→ Das AB/CD-Schema

Um sich zu merken, welche Partner zusammenpassen, hilft das AB/CD-Schema:

A = ACE-Hemmer/Sartane

B = Betablocker

C = Kalziumantagonisten

D = Diuretika

Ein Mittel aus der AB-Gruppe sollte mit einem Mittel der Gruppe CD kombiniert werden.

Oft mehr als zwei

Reichen zwei Wirkstoffe in der höchstmöglichen Dosierung nicht aus, ist es ratsam, eine andere Zweier-Kombi zu probieren oder einen dritten Kombinationspartner hinzu zunehmen. Bei einer solchen Dreierkombination sollte immer ein Diuretikum dabei sein (es sei denn, ein Diuretikum wird nicht vertragen und das Blut enthält zu wenig Natrium). Etwa jeder fünfte bis sechste Hochdruck-Patient braucht ein drittes Medikament. Genügen drei Mittel immer noch nicht, kann die Ärztin, der Arzt sogar noch einen vierten und fünften Mitspieler verschreiben. Ab dem dritten Mittel kommt auch ein Alpha-1-Rezeptoren-Blocker (S. 116) infrage, eigentlich ein Reservemittel (S. 40), das als einzelnes Medikament wenig geeignet ist. Oft lässt sich mit einer passenden Kombination von mehreren Hochdruckmitteln auch ein schwer einstellbarer Hochdruck in den Griff bekommen.

Arznei-Check

Haben Sie zusätzlich zu dem Bluthochdruck einen Diabetes und sind übergewichtig? In diesem Fall sollte die Kombination von Betablocker und Diuretikum vermieden werden. Denn beide Substanzen beeinträchtigen den Zuckerstoffwechsel.

Fixe Kombinationen

Für Patienten, die mehrere Präparate brauchen, stehen festgelegte Kombinationen zur Verfügung. Das heißt, in einer Tablette sind mehrere Wirkstoffe vereint. Auch diese Kombi-Präparate haben Vor- und Nachteile.

Vorteil für Sie: Sie brauchen nur eine Tablette zu nehmen statt zwei oder sogar mehr. Es ist bekannt, dass mit der Anzahl der Tabletten verständlicherweise die Verlässlichkeit der Patienten sinkt, die Mittel regelmäßig einzunehmen. Das heißt, die Therapietreue (auch Adhärenz genannt) nimmt ab. Die ist aber Voraussetzung für den Erfolg der Therapie. Nachteilig ist, dass sich die Dosis der Wirkstoffe in Kombinationspräparaten nicht mehr variieren lässt – das Dosierungsschema gibt die starre Wirkstoffmenge vor. Deshalb kann es sinnvoll sein, vor Einsatz einer Fixkombination die wirksame und verträgliche Dosis mithilfe von Einzelpräparaten genau zu ermitteln.

→ Neue Kombinationsmittel

In der Statistik der meistverordneten Medikamente des Jahres 2016 tauchen zwei neue Kombinationsmittel erstmals auf: Caramlo, eine Kombination des Sartans Candesartan (siehe Seite 135) und des Kalziumantagonisten Amlodipin (siehe Seite 113) und Viacoram, eine Kombination des ACE-Hemmers Perindopril (siehe Seite 111) und des Kalziumantagonisten Amlodipin (siehe Seite 113).

Die in den beiden Kombinationsmitteln enthaltenen Einzelsubstanzen sind jede für sich als „geeignet bei Bluthochdruck" eingestuft.

Nach aktuellen Studien hat sich die Kombination von ACE-Hemmern mit Kalziumantagonisten, wie sie bei Viacoram vorliegt, als besonders vorteilhaft erwiesen. Die Kombination dieser beiden Wirkstoffgruppen ist gut verträglich und kann gegenüber anderen blutdrucksenkenden Kombinationen Herzinfarkten besser vorbeugen und die Nierenfunktion nachhaltiger schützen. Dies gilt auch für Diabetiker mit hohem Blutdruck.

In Caramlo ist anstelle eines ACE-Hemmers ein Sartan (siehe Seite 132) mit dem gut erprobten Kalziumantagonisten Amlodipin kombiniert. Sartane sollten vor allem dann eingesetzt werden, wenn ACE-Hemmer zum Beispiel wegen chronischen Reizhustens nicht vertragen werden.

▶ Informationen zu 9000 Medikamenten können Sie in der Arzneimitteldatenbank www.medikamente-im-test.de abrufen. Unabhängige Informationen zu Arzneimitteln finden Sie auch auf den Internetseiten www.gesundheitsinformation.de des Instituts für Qualität und Wirtschaftlichkeit im Gesundheitswesen (IQWiG).

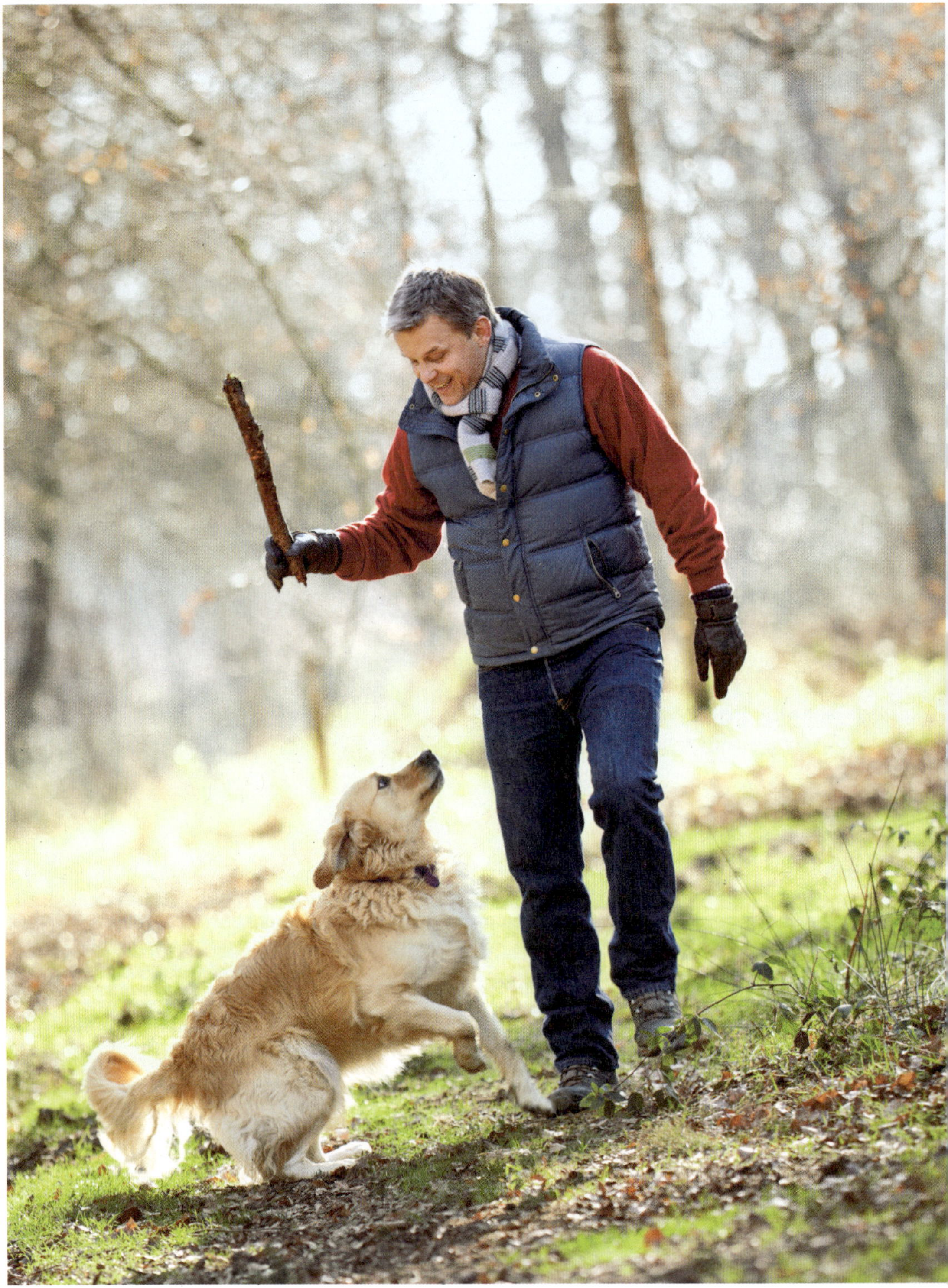

Medikamente richtig einnehmen

Arzneien gegen Bluthochdruck sind oft eine Medikation auf Dauer. Doch Medikamente über längere Zeit zuverlässig einzunehmen, fällt nicht leicht. Technische Hilfen und regelmäßige Gespräche mit Arzt oder Apotheker können Unterstützung bieten.

Das Medikament kann noch so gut und richtig sein: Es wird wenig nützen, wenn es falsch oder gar nicht eingenommen wird. Wichtig ist es, über Ängste, Vorbehalte, Bedenken offen mit der Ärztin, dem Arzt Ihres Vertrauens zu sprechen (siehe Seite 78). Es kann motivieren, mehr über die Medikamente und deren Anwendung zu erfahren. Manchmal tun sich neue Behandlungsaspekte auf. Auch die Apotheke ist eine Anlaufstelle für Gespräche über Arzneimittel. Die Apothekerinnen und Apotheker sind Fachleute für Arzneimittel – schließlich haben sie Pharmazie studiert und wissen, wie Arzneimittel hergestellt, entwickelt und geprüft werden, aus welchen Substanzen sie bestehen und wie sie wirken.

Auch in Schulungen im Rahmen von sogenannten Disease-Management-Programmen (DMP) erfahren Sie viele interessante Details über Medikamente. Ein DMP kann etwa infrage kommen, wenn Sie zusätzlich zu Bluthochdruck an Diabetes Typ 2 oder an der koronaren Herzerkrankung leiden. Hilfreich kann auch der Besuch einer Selbsthilfegruppe sein.

Der Beipackzettel – Fluch oder Segen?

Zu lang, zu kompliziert, zu viele Warnhinweise – der „Waschzettel" ist eine Herausforderung für sich. Allen Widrigkeiten zum Trotz dient er dem Schutz der Patientinnen und Patienten.

Der Beipackzettel kann eine gefährliche „Nebenwirkung" haben: Die vielen kleingedruckten Informationen und die schier endlose Liste von möglichen Nebenwirkungen schrecken Blutdruckpatienten oftmals so ab, dass sie ihre Medikamente gar nicht erst einnehmen. Doch der „Waschzettel", wie er umgangssprachlich genannt wird, ist mehr als eine gesetzliche Notwendigkeit: Mit seinen Angaben, wogegen und wie das Mittel angewendet wird, in welchen Fällen man Vorsicht walten lassen sollte und was für Schwangere, Kinder und ältere Menschen (siehe Seite 52) gilt, ist er für den Patienten durchaus wichtig.

So haben Sie zum Beispiel Gelegenheit, die sogenannten Gegenanzeigen zu studieren. Leiden Sie an einer Erkrankung, die gegen die Anwendung des Medikaments spricht, von der Ihr Arzt nichts weiß oder woran er vielleicht auch nicht gedacht hat, können Sie Ihre Ärztin, Ihren Arzt darauf hinweisen. Das Gleiche gilt für mögliche Wechselwirkungen (Seite 72) mit anderen Medikamenten, die Sie einnehmen. Wenn bei Ihnen neue Beschwerden auftauchen, können Sie in der Packungsbeilage nachschauen, ob es sich womöglich um eine Nebenwirkung handelt. Für Allergiker, die auf bestimmte Arzneimittel oder Hilfsmittel allergisch reagieren, können entsprechende Warnungen im Beipackzettel lebensnotwendig sein. So unterstützt die Packungsbeilage dabei, eigenverantwortlich mit der Erkrankung umzugehen und sich selber vor Gefahren zu schützen.

Rund fünfzig Bluthochdruck-Selbsthilfegruppen gibt es inzwischen in Deutschland. Sie werden von der Deutschen Hochdruckliga koordiniert. Unter www.hochdruckliga.de finden Sie eine Gruppe in Ihrer Nähe.

Checkliste

Medikamente nicht vergessen

- ☐ **Fertigen Sie eine Liste** von allen Medikamenten an, die Sie einnehmen, einschließlich der rezeptfreien. Das kann auch der Arzt für Sie machen: Fragen Sie nach einem Medikationsplan (siehe Seite 76), wenn Sie dauerhaft mehr als zwei Medikamente einnehmen.
- ☐ **Besorgen Sie sich** in der Apotheke Behälter mit Fächern für jeden Tag (sogenannte Dosierhilfen oder Tablettenboxen), bei denen man sofort sieht, wann und wie Tabletten eingenommen werden und ob man eine vergessen hat (siehe Seite 75).
- ☐ **Nutzen Sie elektronische** Erinnerungen, zum Beispiel mittels Handy oder Smartphone.
- ☐ **Oder ganz unkompliziert:** Bringen Sie einfach Notizzettel am Zahnputzbecher oder Kühlschrank an.
- ☐ **Medikamente immer** zur selben Zeit einnehmen – die Ritualisierung verhindert, dass die Einnahme vergessen wird.
- ☐ **Binden Sie Ihren Partner** oder ein anderes Familienmitglied ein, um Sie an die tägliche Medikamenteneinnahme zu erinnern.
- ☐ **Denken Sie vor dem Urlaub** daran, sich eine ausreichende Menge der benötigten Medikamente verschreiben zu lassen.

Gesetzlich festgelegt und geprüft

Der Inhalt der Packungsbeilage ist gesetzlich vorgeschrieben und wird bei der Zulassung eines Arzneimittels festgelegt: Die Fülle an Informationen ist auch deshalb in vielen Fällen so unüberschaubar, weil viele Punkte in einer festgelegten Reihenfolge abgehandelt werden müssen. Nur so kann das Pharmaunternehmen bestimmte Haftungsrisiken ausschließen. Selbst viele Formulierungen und Begriffe sind standardisiert. Der Inhalt wird von Ärzten, Apothekern und Juristen genau geprüft und vom Bundesinstitut für Arzneimittel und Medizinprodukte (BfArM) genehmigt. Auch Patienten haben dabei ein Wörtchen mitzureden: Das jeweilige Pharmaunternehmen muss für die Zulassung des jeweiligen Medikaments auch

Patienten daraufhin befragen, wie lesbar und verständlich sie die Packungsbeilage finden. Deshalb hat sich in den letzten Jahren auch schon einiges verbessert: Die Packungsbeilagen sind nicht mehr ganz so unübersichtlich wie früher.

Was steht drin?

- **Name des Arzneimittels** (Markenname, gekennzeichnet meist mit ®) und Wirkstoff(e)
- **Sonstige Bestandteile:** Damit sind Füll- und Hilfsstoffe gemeint – das ist zum Beispiel für Allergiker wichtig. Zu den Hilfsstoffen zählen auch Konservierungsmittel in Augen- oder Nasentropfen.
- **Darreichungsform:** als Tablette, Dragee, Tropfen, Zäpfchen etc.
- **Anwendungsgebiete/Indikationen:** Für welche Krankheit oder welche Beschwerden ist das Arzneimittel zugelassen, manchmal sind das auch mehrere Krankheitsbilder.
- **Gegenanzeigen/Kontraindikationen:** Hier werden Krankheiten genannt, bei denen das Arzneimittel gar nicht oder nur unter besonderen Vorsichtsmaßnahmen angewandt werden darf.
- **Wechselwirkungen:** Welche anderen Arzneistoffe werden von dem jeweiligen Mittel beeinflusst? Und umgekehrt: Die Wirkung des Mittels wird von welchen anderen Präparaten möglicherweise verändert? Das ist nicht dasselbe. Auch Wechselwirkungen mit Nahrungsmitteln und Getränken (siehe unten) werden erwähnt.
- **Warnhinweise:** Hier werden weitere gesundheitliche Aspekte genannt, die besondere Vorsichtsmaßnahmen erfordern. Dazu gehört auch die Anwendung in Schwangerschaft und Stillzeit, bei Kindern und älteren Menschen (siehe Seite 52). Einige Arzneimittel können die Verkehrstüchtigkeit und das Bedienen von Maschinen beeinträchtigen.
- **Dosierungsanleitung** mit Art, Dauer und Zeitpunkt der Anwendung: Hier wird die übliche Dosierung angegeben – möglicherweise auch für Kinder und ältere Menschen. Letztlich entscheidet aber der Arzt, welche Dosis für Ihren individuellen Fall die richtige ist. Wichtig sind auch Hinweise, wann das Medikament eingenommen werden soll: zum Beispiel vor, nach oder zu den Mahlzeiten oder unabhängig vom Essen? Es werden auch Empfehlungen gegeben, was Sie tun können, wenn sie eine Tablette vergessen oder zu viele geschluckt haben.
- **Nebenwirkungen:** Hier werden alle Nebenwirkungen aufgelistet, auch wenn sie nur in seltenen Einzelfällen aufgetreten sind (siehe „Häufig bedeutet nicht immer häufig“, Seite 69).
- **Weitere Angaben wie Adresse** des pharmazeutischen Unternehmers, Aufbewahrungshinweise oder Datum

Wenn das Medikament abgelaufen ist: Das Verfallsdatum ist auf der Umverpackung des Medikaments aufgedruckt, zum Teil zusätzlich auf den Tablettenblistern oder etwa der Salbentube. Weil abgelaufene Medikamente an Wirkung verlieren und – speziell wenn sie wasserhaltig sind – verkeimen können, sollten Sie die Finger von ihnen lassen. Vor allem wenn sich Tabletten optisch verändert haben (dunkle Flecken, keine gleichmäßige Färbung mehr, rissig). Die Entsorgung ist regional unterschiedlich geregelt, siehe www.arzneimittelentsorgung.de. Meistens sollen Sie Tabletten in den Hausmüll werfen. Keinesfalls aber sollten Sie Medikamente in die Kanalisation spülen.

der letzten Überarbeitung der Packungsbeilage.

Meist sind die Packungsbeilagen in folgende Abschnitte unterteilt, in denen die genannten Angaben stehen:

1. Was ist das Medikament und wofür wird es angewendet?
2. Was sollten Sie vor der Einnahme des Medikaments beachten?
3. Wie ist das Medikament einzunehmen?
4. Welche Nebenwirkungen sind möglich?
5. Wie ist das Medikament aufzubewahren?
6. Inhalt der Packung und weitere Informationen

Häufig bedeutet nicht immer häufig

Arzneimittelrisiken und Warnhinweise nehmen in der Packungsbeilage einen breiten Raum ein. Damit wollen sich die Pharmafirmen vor Schadensersatzansprüchen absichern. So müssen sie alle Nebenwirkungen nennen, auch wenn sie nur in seltenen Einzelfällen aufgetreten sind. Schwindel, Schlafstörungen, Kopfschmerzen, Depression, verschwommenes Sehen – die Auflistung der ganzen Palette von Nebenwirkungen kann verunsichern. Wichtig ist, sich die Häufigkeiten anzuschauen. Die Begriffe „sehr häufig", „häufig", „gelegentlich", „selten" und „sehr selten" sind genau definiert und entsprechen nicht unbedingt dem allgemeinen Sprachgebrauch. Wenn wir lesen, dass eine Nebenwirkung „häufig" vorkommt, könnte man meinen, dass es jeden Zweiten oder Dritten betrifft, also 30 bis 50 Prozent. Tatsächlich aber wird eine unerwünschte Wirkung schon als häufig bezeichnet, wenn die Wahrscheinlichkeit bei einem Prozent liegt, also bei einem Patienten von hundert. 99 bleiben dagegen voraussichtlich von der unerwünschten Wirkung verschont.

Das bedeuten die gesetzlich vorgeschriebenen Häufigkeitsangaben:

- **Sehr häufig:** Die Wahrscheinlichkeit dieser Nebenwirkung beträgt 10 oder mehr Prozent. Von 100 Patienten können also 10 oder mehr diese Nebenwirkung bekommen.
- **Häufig:** Die genannten Nebenwirkungen sind bei 1 bis 10 Prozent der Anwender möglich. Also bei 1 bis 10 von 100 Patienten.
- **Gelegentlich:** Die Wahrscheinlichkeit einer Nebenwirkung liegt zwischen 0,1 und 1,0 Prozent, also bei 1 bis 10 von 1000 Patienten.
- **Selten:** Bei 0,01 bis 0,1 Prozent, also bei 1 bis 10 von 10 000 Patienten kann diese Nebenwirkung auftreten.
- **Sehr selten:** Die Nebenwirkungen treten seltener auf als 0,01 Prozent, also nicht einmal jeder 10 000ste Patient ist betroffen. Es kann sich dabei auch um einen einzigen jemals registrierten Fall handeln.

Wenn Sie Nebenwirkungen befürchten, sprechen Sie mit Ihrem Arzt oder suchen Sie das Gespräch in der Apotheke. Das Medikament nicht nehmen, die Dosis eigenmächtig verändern oder das Medikament absetzen (siehe Seite 91) – das könnte gefährlich werden.

Der Nocebo-Effekt

Der Beipackzettel kann nicht nur verunsichern, sondern sogar krank machen. Schuld daran ist der sogenannte Nocebo-Effekt. Nocebo („Ich werde schaden.") ist der böse Zwilling vom Placebo-Effekt („Ich werde gefallen."): Letzterer bezeichnet das Phänomen, dass ein Patient schon Linderung seiner Beschwerden erfährt, obwohl er nur eine Zuckerpille eingenommen hat. Oder es ihm schon allein deshalb besser geht, weil er ein beruhigendes Gespräch mit seiner Ärztin, seinem Arzt führen konnte.

Der Nocebo-Effekt dagegen bedeutet: Dem Patienten wird schon schwindelig oder übel, wenn er nur davon liest, dass Schwindel oder Übelkeit eine mögliche Nebenwirkung sein könnte.

Entscheiden Sie selber, wie ausführlich Sie über die Nebenwirkungen Bescheid wissen wollen. Überspringen Sie gegebenenfalls den entsprechenden Absatz im Beipackzettel und lesen Sie stattdessen die Expertenhinweise auf den Seiten 111 bis 142).

→ Generika

Generika (Nachahmerpräparate) enthalten genau den gleichen Wirkstoff wie das Originalpräparat, sind in der Regel aber deutlich preiswerter. Denn sie werden dann auf den Markt gebracht, wenn der Patentschutz für das Original ausgelaufen ist.

Weil Pharmafirmen viel Geld und Zeit in die Entwicklung einer neuen Arznei investieren, dürfen sie im Gegenzug das Medikament für einige Jahre exklusiv vermarkten. Danach ist es auch anderen Herstellern erlaubt, Mittel mit diesem Wirkstoff zu verkaufen. Die Zulassungsbehörde verlangt allerdings den Nachweis, dass Original und Kopie wirklich gleichwertig sind. Deshalb ist es im Allgemeinen garantiert, dass es für die Patienten keinen Unterschied macht, ob sie das ursprüngliche Medikament oder ein nachgeahmtes einnehmen. Vom günstigeren Preis können sie allerdings profitieren: Die Zuzahlung fällt oft niedriger aus.

Generika sind meist, aber nicht immer an ihrem Namen erkennbar, der sich aus der Bezeichnung des Wirkstoffs und der Herstellerfirma zusammensetzt, zum Beispiel „Amlodipin Hexal" oder „Diltiazem Stada". In den Tabellen ab Seite 98 können Generika zusammengefasst sein. „Amlodipin besilat AbZ / Heumann" steht für die beiden Generika „Amlodipin besilat AbZ" und „Amlodipin besilat Heumann". In beiden Medikamenten ist der Wirkstoff Amlodipin besilat verarbeitet, einmal vom Hersteller AbZ, einmal von Hexal.

Inzwischen machen Generika mehr als 75 Prozent aller verordneten Medikamente in Deutschland aus – was Patienten und Krankenkassen sparen hilft. Um ihre Ausgaben weiter zu senken, schließen Krankenkassen mit Pharmafirmen Rabattverträge ab. Hier greift die sogenannte „Aut-idem-Regelung" („aut idem" = lat. „oder das Gleiche"). Das heißt, der Arzt vermerkt auf Ihrem Rezept nur den Wirkstoff und der Apotheker muss das Medikament der Firma auswählen, mit der Ihre Krankenkasse einen Vertrag abgeschlossen hat. Weil die Verträge meist nach zwei Jahren wechseln, kann es sein, dass Sie dann ein anderes Generikum-Präparat ausgehändigt bekommen als bisher.

Medikamente online bestellen: Wer online Arzneimittel bestellt, sollte zum Schutz vor Fälschungen nur behördlich registrierte, legale Versandapotheken nutzen. Davon gibt es in Deutschland mehr als 3000. Eine Übersicht finden Sie auf der Seite www.dimdi.de unter dem Stichwort „Versandhandels-Register".

Wechselwirkungen checken

Je mehr Tabletten Sie einnehmen und je mehr Ärzte Sie aufsuchen, desto größer ist das Risiko von Wechselwirkungen. Eine elektronische Überprüfung in der Apotheke kann helfen.

Eine Tablette kommt selten allein. Fast jeder vierte gesetzlich Krankenversicherte schluckt mindestens drei Arzneien dauerhaft, bei den über 70-Jährigen ist es schon jeder zweite. Etwa 600 000 Versicherte nehmen sogar zehn oder mehr Präparate parallel ein. Doch mit der Anzahl verschiedener Tabletten steigt das Risiko für Wechselwirkungen. Wechselwirkungen werden auch wahrscheinlicher, wenn die Patientin, der Patient verschiedene Ärzte aufsucht – und im Zweifelsfall „die rechte Hand nicht weiß, was die linke tut", also keiner der Fachleute darüber Bescheid weiß, was der Patient noch so alles einnimmt, pflanzliche und Nahrungsergänzungsmittel (siehe Seite 73) inbegriffen. Denn auch rezeptfreie Arzneimittel können die Häufigkeit von Wechselwirkungen zusammen mit den verordneten Mitteln erhöhen.

Schmerzmittel sind schwierige Partner

Man spricht von einer Wechselwirkung, wenn sich zwei Medikamente gegenseitig beeinflussen. Das kann zum Beispiel dadurch geschehen, dass das Medikament A dafür sorgt, dass das Medikament B langsamer oder schneller abgebaut wird. Oder dass das Medikament B besser oder schlechter vom Darm aufgenommen wird. Entsprechend sinkt oder erhöht sich die Konzentration von Medikament B im Blut und die Wirkungen oder Nebenwirkungen werden verstärkt oder abgeschwächt, vielleicht sogar die Wirkung aufgehoben. Insgesamt sind etwa 5 000 verschiedene Wechselwirkungen bekannt. Einige wichtige Wechselwirkungen mit Blutdruckmitteln:

- **Schmerzmittel:** Sogenannte nichtsteroidale Antirheumatika (NSAR) wie Diclofenac, Ibuprofen und Naproxen sind keine guten Partner für Bluthochdruckmittel. Denn NSAR können die Wirkung von ACE-Hemmern, Betablockern, Diuretika und Sartanen abschwächen. Wenn Sie solche Mittel kontinuierlich einnehmen müssen – etwa weil Sie an rheumatoider Arthritis oder Arthrose leiden –, sollten Sie häufiger als sonst den Blutdruck kontrollieren. Gegebenenfalls muss die Dosierung der Blutdruckmittel erhöht werden. Ein zweites Risiko der Partnerschaft von Schmerz- und Hochdruckmitteln: Die Gefahr für Nierenfunktionsstörungen steigt, wenn

NSAR mit ACE-Hemmern, Diuretika oder Sartanen kombiniert werden. Ihre-Ärztin oder Ihr Arzt muss daher in solchen Fällen die Nierenfunktion im Auge behalten.

- **Diabetes-Mittel:** ACE-Hemmer, einige Sartane und Betablocker können die Wirkung von Insulin und Diabetes-Tabletten verstärken, sodass eine Unterzuckerung droht. Das Gefährliche bei den Betablockern ist: Sie können die Symptome eine Unterzuckerung verschleiern, sodass Sie die Warnzeichen nicht mehr so gut wahrnehmen. Deshalb müssen Sie besonders zu Beginn der Behandlung Ihre Blutzuckerwerte häufiger als sonst kontrollieren.
- **Mittel gegen Depressionen:** Eine Senkung des Blutdrucks im Stehen gehört zu den Nebenwirkungen der trizyklischen Antidepressiva, die Menschen mit Depressionen häufig verschrieben bekommen. Zusammen mit Antihypertensiva kann sich die blutdrucksenkende Wirkung demnach verstärken und der Blutdruck zu stark absinken. Auch bei diesen Partnern ist also eine häufige Blutdruckkontrolle wichtig. ACE-Hemmer, Diuretika und Sartane lassen den Blutspiegel von Lithium ansteigen, sodass dessen Nebenwirkungen stärker zum Zug kommen. Lithium wird als vorbeugendes Mittel bei manischen Depressionen eingesetzt. Wenn sich diese Kombination nicht vermeiden lässt, sollte der Arzt während der Behandlung den Lithiumspiegel stärker kontrollieren.

Arznei-Check

Nehmen Sie pflanzliche Mittel ein, die Sie sich selbst in der Apotheke gekauft haben? Auch pflanzliche Mittel können mit Medikamenten interagieren: Johanniskraut etwa, das gegen depressive Störungen wirkt, kann die Wirkung von Kalziumantagonisten und die Zuverlässigkeit der Verhütungspillen abschwächen. Ginsengwurzel, mit der sich Leistung und Konzentration verbessern sollen, kann in Kombination mit Koffein den Blutdruck und die Herzfrequenz bedenklich erhöhen.

Wechselwirkungen mit Nahrungsmitteln

Wechselwirkungen gibt es auch zwischen Arzneimitteln und Lebensmitteln, sogar mit Getränken. Deshalb nimmt man seine Tabletten am besten immer mit einem Glas Wasser ein. Denn Milch oder Säfte können mit Medikamenten reagieren.

- **Grapefruitsaft:** Der saure Saft verstärkt die blutdrucksenkende Wirkung von Kalziumantagonisten vom Nifedipin-Typ. Wenn Sie Grapefruitsaft getrunken haben, hält dieser Effekt mindestens drei Tage an. Deshalb sollten Sie weder Grapefruit essen noch Grapefruitsaft trinken, wenn Sie diese Mittel einnehmen. Auch Granatapfelsaft kann übrigens in Kombination mit blutdrucksenkenden Mitteln zu einem Blutdruckabfall führen.

- **Alkohol:** Alkoholische Getränke erweitern kurzfristig die Blutgefäße, sodass der Blutdruck sinkt. In Kombination mit Antihypertensiva kann der Blutdruck also zu weit in den Keller gehen. Umgekehrt verstärken manche Antihypertensiva die Wirkung von Alkohol, beispielsweise Verapamil.
- **Salz:** Stark gesalzene Speisen können die Wirkung von Diuretika aufheben. Eine Gesamtmenge von sechs Gramm Kochsalz pro Tag (siehe Seite 32) sollte deshalb nicht überschritten werden.
- **Lakritze:** Die Leckerei aus der Süßholzwurzel lässt nicht nur den Blutdruck steigen, sondern steigert auch die Kaliumverluste, die bei Diuretika (ausgenommen kaliumsparende Diuretika) sowieso verstärkt vorkommen, sodass ein Kaliummangel droht. Patienten mit Bluthochdruck sollten wenig oder keine Lakritze essen.
- **Kalzium:** Kalziumtabletten können, wenn Sie Diuretika einnehmen, dazu führen, dass sich zu viel Kalzium im Blut befindet. Dieser gestörte Kalziumhaushalt kann sich mit einer Reihe von Symptomen wie schneller Ermüdbarkeit oder Muskelschwäche bemerkbar machen.
- **Magnesium:** Dieser Mineralstoff kann zusammen mit blutdrucksenkenden Medikamenten zu einem stärkeren Blutdruckabfall führen. Diese Wirkung lässt sich nutzen: Bei gesichertem Magnesiummangel könnte die Einnahme von Magnesium auch zur Blutdruckregulation beitragen.

Check mit Software

Sie sollten Ihren Arzt und am besten auch Ihren Apotheker darüber informieren, welche Medikamente Sie einnehmen (einschließlich pflanzlicher Präparate und Nahrungsergänzungsmittel). So kann spätestens der Apotheker, bevor er ein Mittel an Sie herausgibt, vor möglichen Wechselwirkungen warnen. Den Apotheken steht dafür ein elektronisches Hilfsmittel zur Verfügung: der Interaktions-Check mithilfe einer speziellen Datenbank. Denn bei nahezu 100 000 zugelassenen Medikamenten in Deutschland kann niemand alle möglichen Wechselwirkungen überblicken.

Die Apothekerin, der Apotheker gibt die eingenommenen Medikamente in die Datenbank ein und die Computersoftware warnt nicht nur vor möglichen Interaktionen, sondern teilt sie auch in verschiedene Klassen ein. Denn nicht jede Wechselwirkung ist als gefährlich einzustufen. In leichteren Fällen kann der Apotheker Ratschläge geben, etwa zu einem zeitlichen Abstand

Checkliste

Hilfsmittel aus der Apotheke

- ☐ **Tablettenteiler:** Manchmal sollen die Tabletten geteilt werden, etwa wenn die Dosis zum Ausschleichen immer weiter reduziert werden soll und die gewünschte Dosis nicht auf dem Markt ist. Nicht alle Pillen haben Bruchrillen (von der Rückseite draufdrücken!), und manche Rille entpuppt sich als Schmuckkerbe. Greifen Sie in diesen Fällen nicht zu Messer oder Schere. Denn das Ergebnis sind häufig ungleiche Stücke, das heißt die Dosierung stimmt nicht mehr. Tablettenteiler aus der Apotheke können Tabletten genau in der Mitte teilen, auch ohne dass viel Bruchstaub entsteht.
- ☐ **Manche Tabletten** dürfen allerdings grundsätzlich nicht geteilt werden: Wenn sie zum Beispiel einen Überzug haben, der den Effekt hat, dass der Wirkstoff erst im Dünndarm aufgenommen wird und nicht schon im Magen. Oder einen Überzug, der dafür sorgt, dass der Wirkstoff verzögert (retardiert) freigesetzt wird. Auch Kapseln, die von einer Gelatinehülle umschlossen, oder Dragees, die von einer Zuckerschicht überzogen sind, dürfen nicht zerschnitten werden. Fragen Sie in der Apotheke nach.
- ☐ **Tablettendosierer:** Habe ich die Tablette schon eingenommen oder noch nicht? Mithilfe einer Tablettenbox, deren Fächer mit den einzunehmenden Tabletten befüllt sind, passiert Ihnen das nicht mehr. Solche Dosierer gibt es für einen Tag (morgens, mittags, abends, nachts) oder gleich für eine ganze Woche. So können Sie Ihre Einnahme gut kontrollieren. Platzieren Sie die Box gut sichtbar – nicht aber in Küche oder Bad. Feuchte Räume sind für die Lagerung von Arzneimitteln ungeeignet.

bei der Einnahme raten oder dazu auffordern, Blutdruck oder Blutzucker sorgfältig zu kontrollieren. In schwierigeren Fällen kann die Apotheke den Arzt kontaktieren, der gegebenenfalls die Dosierung anpassen oder ein Präparat auswechseln kann.

Mehr Übersicht: Der Medikationsplan

Was, wann, wie viel und wogegen eigentlich? Gerade wenn man mehrere Mittel einnimmt, kann man schon mal die Übersicht verlieren. Mit einem Medikationsplan blicken Sie durch.

Sie nehmen bereits regelmäßig Medikamente ein und jetzt hat Ihnen der Arzt noch ein Blutdruckmittel verschrieben? Oder gleich mehrere? Die eine Tablette wird morgens eingenommen, die andere mittags, abends oder zur Nacht. Die eine sollte auf nüchternen Magen, die andere vor dem Essen – oder halt: Sollten Sie das Mittel nicht mit der Mahlzeit einnehmen?

Wenn Sie vor Ihren Pillen und Packungen sitzen und den Überblick verloren haben, wird es vielleicht Zeit für einen Medikationsplan. In Umfragen gaben die allermeisten der befragten Patientinnen und Patienten an, dass sie sich dank dieses Plans im Umgang mit den Arzneimitteln sicherer fühlen.

Per Gesetz geregelt

Denn mit der Anzahl der Medikamente wächst sowohl das Risiko für Einnahmefehler als auch das Risiko für Wechselwirkungen (siehe Seite 72). Ein Medikationsplan macht die Arzneimitteltherapie sicherer. Deshalb haben gesetzlich Versicherte seit Oktober 2016 Anspruch auf eine schriftliche Übersicht ihrer Arzneien, und zwar unter folgenden Voraussetzungen:

- Sie benötigen dauerhaft mehr als zwei rezeptpflichtige Medikamente.
- Dauerhaft heißt: Sie sind für mindestens 28 Tage verschrieben.
- Die Medikamente wirken systemisch, verteilen sich also im ganzen Körper. Manche Hautsalben oder Tropfen gegen trockene Augen („künstliche Tränen") zählen unter Umständen nicht.

Ein Medikationsplan umfasst alle Medikamente, die Ihnen verordnet wurden, aber auch alle Mittel, die Sie sich selbst ohne Rezept gekauft haben – wenn der Arzt davon weiß. So bekommen nicht nur Sie als Patient eine Übersicht, sondern auch Ihre Ärzte. Schließlich weiß ein Arzt nicht, was der andere verschreibt. Und erst recht weiß er meistens nicht, welche rezeptfreien Mittel der Patient noch zusätzlich schluckt – auch frei verkäufliche Produkte können in Wechselwirkung mit anderen Mitteln treten. Wenn der Arzt ein neues Medikament verordnen möchte, kann er mithilfe der Auflistung zum Beispiel prüfen, ob es passt und ob Wechselwirkungen zu befürchten wären. Wenn Sie über Beschwerden klagen, kann er auf einen Blick erkennen, ob es sich dabei um mögliche Neben- oder Wechselwirkungen handeln kann.

Mehr als eine Liste

Auch für die Apotheken – die Schnittstelle zwischen Arzt und Patient – ist ein solcher Überblick hilfreich. Bevor der Apotheker das gewünschte Medikament abgibt oder verkauft, kann er als Arzneimittel-Experte noch einmal einen kritischen Blick darauf werfen und gegebenenfalls Wechselwirkungen checken (Seite 72). Ein Medikationsplan ist immer gleich aufgebaut und umfasst folgende Punkte:

- **Name des Patienten** und Name des Arztes oder Apothekers, der den Plan erstellt hat.
- **Datum und Scannercode:** Der Plan kann per Scanner eingelesen und am Computer aktualisiert werden.
- **Name des Wirkstoffs** und Handelsname: Der Handelsname ist der geschützte Markenname (meist mit einem ® versehen), unter dem der Wirkstoff verkauft wird. Bekanntestes Beispiel: In Aspirin® ist der Wirkstoff Azetylsalizylsäure enthalten. Wird auch der Wirkstoff der Medikamente genannt, fällt zum Beispiel auf, wenn zwei Medikamente denselben Wirkstoff enthalten und damit eine Überdosierung droht. (Eine Doppelverordnung kann beabsichtigt sein, passiert aber auch oft versehentlich nach Krankenhausentlassungen oder wenn verschiedene Ärzte verordnen.)
- **Dosierung und Darreichungsform:** zum Beispiel Tabletten mit 5 mg oder Spray mit 0,4 mg Wirkstoff.
- **Zeitpunkt der Einnahme:** morgens, mittags, abends, zur Nacht? Der Zeitpunkt kann mitentscheidend für die Wirkung sein.
- **Besondere Hinweise:** Da könnte zum Beispiel stehen, dass die Arznei im Kühlschrank aufbewahrt werden sollte.
- **Grund der Einnahme:** Gegen welche Beschwerden, bei welcher Krankheit hilft das Medikament?
- **Selbstmedikation:** Hier werden die rezeptfreien Mittel aufgelistet, die nicht immer harmlos sind. Johanniskraut etwa verstärkt oder mindert die Wirkung mancher Arzneien. Bei gleichzeitiger Einnahme von kaliumhaltigen Mineralstoffpräparaten und ACE-Hemmern oder Sartanen kann es zu einer erhöhten Kaliumkonzentration im Blut kommen.
- **Weitere Hinweise:** Extra aufgeführt werden können zum Beispiel Medikamente, die ein besonderes Einnahmeschema erfordern, zum Beispiel alle drei Tage. Oder die unter die Haut gespritzt werden wie Insulin beispielsweise.

Gesetzlich ist geregelt, dass der Hausarzt einen solchen Medikationsplan ausstellen muss, wenn er ein neues Medikament verschreibt oder wenn es der Patient wünscht. Fachärzte müssen nicht, dürfen aber. Und Apotheken haben den gesetzlichen Auftrag, den Medikationsplan auf den aktuellen Stand zu bringen, wenn der Kunde es wünscht. In der Praxis hat sich das allerdings noch nicht immer herumgesprochen. Es kann sein, dass Sie die Ärztin, der Arzt verwundert anschaut, wenn Sie nach einem Medikationsplan fragen. Lassen Sie sich davon nicht abschrecken und ergreifen Sie die Initiative. Es ist in Ihrem Interesse, dass Sie einen kompetenten Ansprechpartner haben, der über Ihre komplette Medikation Bescheid weiß und Sie beraten kann. Das kann der Hausarzt, die Fachärztin, aber auch der Apotheker sein. Wenn es mit einem offiziellen Medikationsplan nicht klappt, fertigen Sie selber eine Liste an.

▶ Ein interaktives Formblatt, um alle Medikamente aufzulisten, gibt es zum Beispiel auf gesundheitsinformation.de (https://www.gesundheitsinformation.de/medikamente-ueber-lange-zeit-anwenden.2321.de.html?part=medzwei-ez).

Mit dem Arzt besser kommunizieren

Viele Patienten möchten gemeinsam mit dem Arzt eine Entscheidung treffen. Dafür braucht es eine gute Vorbereitung, Offenheit und gegenseitigen Respekt.

Sie warten lange auf einen Termin. Dann unter Umständen lange im Wartezimmer. Sitzen Sie der Ärztin, dem Arzt endlich gegenüber, geht alles sehr schnell. Und hinterher ist vieles unklar. Ist ein Bluthochdruck-Medikament wirklich nötig? Warum hat sie oder er mir gerade dieses Mittel verschrieben? Oder warum gleich mehrere? Auf welche Nebenwirkungen muss ich mich einstellen? Warum ist die Dosis erhöht worden? Und: Gibt es eine Alternative?

Studien zeigen, dass etwa die Hälfte der Patienten, die zum Arzt gehen, nicht genau verstehen, was genau besprochen wurde.

Die große deutsch-amerikanische Studie OpenNotes mit vielen Millionen Teilnehmern zeigt auch: Wenn Patientinnen und Patienten gut informiert sind und gut vorbereitet in die Arztpraxis kommen, verbessert sich häufig nicht nur die Kommunikation mit den Ärztinnen und Ärzten. Sie können auch ihre Krankheit besser bewältigen, arbeiten aktiv an ihrer Genesung mit und verbessern so ihre Heilungschancen.

Veränderte Rollen

Waren die Patienten früher nur hilflose Empfänger ärztlicher Anweisungen, ändert sich heute das Rollenverständnis. Immer mehr Patienten eignen sich mittels Internet, Broschüren und Büchern medizinisches Wissen an und wollen bei Diagnose und Therapie mitentscheiden. Das Patientenrechtegesetz von 2013 stärkt ihnen den Rücken. Denn damit ist per Gesetz festgeschrieben, dass sie das Recht haben auf umfassende Aufklärung und Mitsprache. Sie haben das Recht, Einsicht in ihre vollständige Patientenakte zu nehmen und sich Kopien davon anzufertigen. Und Sie dürfen sich bei Unsicherheiten eine Zweitmeinung von einem anderen Arzt einholen.

Viele Ärztinnen und Arzte begrüßen es, wenn ihre Patientinnen und Patienten in medizinische Entscheidungen mit einbezogen werden wollen. Sie machen die Erfahrung, dass Patienten, die Vor- und Nachteile von bestimmten Behandlungsoptionen kennen, sich bereitwilliger an die Therapieempfehlungen halten, ihre Medikamente korrekter einnehmen und dosieren können und besser mitarbeiten. In der Medizin wird das gute Compliance oder Adhärenz genannt. Doch nicht alle Ärzte kommen damit zurecht, wenn ihre Patientinnen und Patienten auf Augenhöhe mit ihnen sprechen wollen. Sie fühlen sich womöglich kontrolliert und in ihrer Rolle als Arzt infrage gestellt. Oder sie ärgern sich, dass viele Patienten auch falschen Informationen Glauben schenken. Laut einer Online-Umfrage der Bertelsmann Stiftung und Barmer GEK für den Gesundheitsmonitor 2016 rät jeder vierte Arzt ausdrücklich von eigenen Recherchen ab.

Auch so mancher Patient möchte oder kann gar nicht so selbstbewusst auftreten und hat eher das Bedürfnis, die Entscheidungen den Fachleuten zu überlassen. Ein solcher Patient kommt mit einem Arzt „der alten Schule“ gut klar, also einem Mediziner, der eher ein konservatives Rollenverständnis hat und froh ist, wenn der Patient ihm vollkommen vertraut. Ein selbstbewusster, fordernder Patient wiederum braucht einen Arzt, der sich darauf einlässt, den Patienten mit einzubeziehen. Wichtig ist, dass Arzt und Patient in diesem Punkt gut zusammenpassen.

Gemeinsam eine Entscheidung treffen

Wissen hilft, Ängste abzubauen und mit der Krankheit besser klarzukommen. Und je mehr Sie über Ihre Krankheit wissen, desto besser können Sie sich in das Gespräch mit dem Arzt einbringen. Dabei geht es nicht darum, den Arzt zu kontrollieren, sondern Verantwortung für die eigene Gesundheit zu übernehmen. Der Arzt wird immer über ein größeres medizinisches Wissen verfügen – aber nur Sie sind mit Ihrem eigenen Körper, Ihrer Lebenssituation und Ihrem Alltag vertraut. Es gilt, diese persönlichen Erfahrungen mit den medizinischen Gegebenheiten und Fakten zusammenzubringen. Informieren Sie sich also so weit wie möglich über Bluthochdruck, die verschiedenen Behandlungsoptionen und Medikamente – scheuen Sie sich aber auch nicht, von persönlichen Erfahrungen zu berichten und Bedenken zu äußern.

Teilen Sie Ihrer Ärztin, Ihrem Arzt mit, wenn Sie zum Beispiel eine Abneigung gegen Medikamente haben. Vielleicht lassen sich Ihre Bedenken zerstreuen. Oder Sie kommen gemeinsam zu der Entscheidung, dass Sie sich die nächsten Wochen auf die Hinterbeine stellen und Veränderungen in Ihrem Lebensstil vornehmen wollen. Mit mehr Bewegung, mehr Entspannung, weniger Salz oder weniger Kalorien haben Sie möglicherweise die Chance, das Medikament bald wieder absetzen zu können. „Beichten" Sie dem Arzt, wenn Sie ein verschriebenes Medikament nicht eingenommen haben. Ansonsten fällt er seine Entscheidungen auf falschen Annahmen – weitere vermeidbare Untersuchungen und zusätzliche Verordnungen könnten die Folge sein. Verschweigen Sie auch nicht, wenn neue Beschwerden aufgetreten sind – dabei könnte es sich um Neben- oder Wechselwirkungen handeln oder um erste Organerkrankungen, die sich als Folge des Bluthochdrucks bemerkbar machen.

Und nicht zuletzt: Fragen Sie konsequent nach, wenn Sie einmal etwas nicht verstanden haben. Machen Sie sich während des Gesprächs Notizen oder nehmen Sie jemanden mit. Denn vier Ohren hören mehr als zwei.

---

i **So bereiten Sie einen Arztbesuch gut vor:** Fertigen Sie eine Liste mit allen Medikamenten an, die Sie einnehmen. Dazu gehören auch frei verkäufliche Präparate und Nahrungsergänzungsmittel. Wenn Sie einen Medikationsplan (Seite 76) haben, umso besser. Notieren Sie sich Symptome, die Ihnen aufgefallen sind. Messen Sie regelmäßig Ihren Blutdruck und tragen Sie die Ergebnisse am besten in einen Blutdruckpass (Seite 85) ein. Schreiben Sie sich alle Fragen auf, die Sie dem Arzt stellen wollen.

Den Traumpartner finden

Die Chemie muss stimmen: Haben Sie eine Ärztin, einen Arzt, dem Sie vertrauen können? Jemanden, der mit Ihrer Art gut zurechtkommt? Der Ihre Nachfragen akzeptiert und Sie respektiert? Wenn Sie unzufrieden sind, wechseln Sie den Arzt. Bleiben Sie nicht aus Bequemlichkeit bei einem Doktor, der unwirsch auf Ihre Fragen reagiert, der vielleicht immer gehetzt wirkt, Ihnen womöglich nicht in die Augen schaut, unfreundlich ist und nichts erklärt. Doch bleiben Sie ehrlich sich selbst gegenüber: Hat der Arzt Ihnen vielleicht Verhaltensänderungen vorgeschlagen, von denen Sie nichts hören wollen? Oder hat er Ihnen ein Medikament nahegelegt – Sie lehnen es aber ab, Tabletten zu schlucken? Schauen Sie genau hin.

▶ **Das Ärztliche Zentrum für Qualität in der Medizin (ÄZQ) hat zusammen mit der Bundesärztekammer (BÄK) und der Kassenärztlichen Bundesvereinigung (KBV) eine ausführliche Checkliste für Patientinnen und Patienten herausgegeben unter dem Titel: Woran erkennt man eine gute Arztpraxis? Siehe www.patienten-information.de. Dort sind auch Patientenleitlinien, etwa zur koronaren Herzerkrankung oder zur Diabetes-Therapie zu finden.**

Checkliste

Woran erkennt man eine gute Arztpraxis?

- ☐ **Werde ich in der Praxis** freundlich und respektvoll behandelt?
- ☐ **Werden meine Persönlichkeit** und meine Intimsphäre respektiert?
- ☐ **Erhalte ich eine verständliche** und neutrale Aufklärung, Information und Beratung?
- ☐ **Bezieht meine Ärztin,** mein Arzt mich und meine Wünsche in alle Entscheidungen mit ein?
- ☐ **Akzeptiert meine Ärztin,** mein Arzt, dass ich im Zweifelsfall eine zweite Meinung einholen möchte?
- ☐ **Wird in der Praxis** der Schutz meiner persönlichen Daten gewahrt?
- ☐ **Wird auf möglichst** große Sicherheit bei meiner Behandlung geachtet?
- ☐ **Erhalte ich problemlos** Zugang zu meinen Patientenunterlagen?

(gekürzt nach ÄZQ, siehe links)

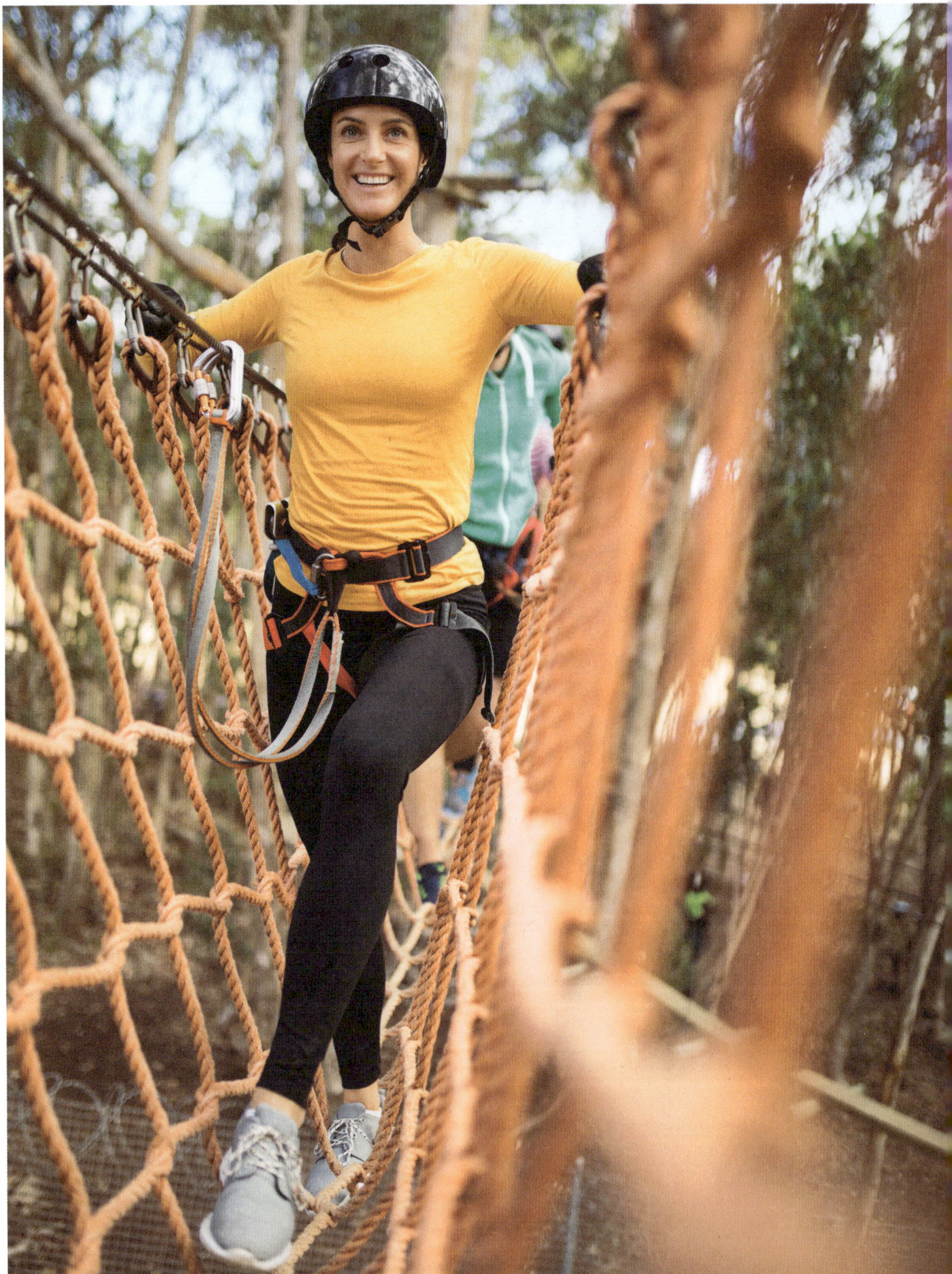

Therapie kontrollieren

Wirkt das Medikament? Was verändert sich unter der Therapie? Haben meine sonstigen Bemühungen einen Effekt? Kontrollen können Aufschluss geben. Und die sollten Sie nicht nur dem Arzt überlassen. Möglicherweise können Sie ein Medikament sogar wieder absetzen.

Bluthochdruck ist oft ein lebenslanger Begleiter – so schnell wird man ihn leider nicht mehr los.

Auch nach der Diagnose und Medikamenteneinstellung sollten Sie sich mit ihm beschäftigen, anstatt ihn zu ignorieren. Dazu gehört, die Tabletten wie empfohlen einzunehmen. Das heißt aber auch, sich nicht nur auf die Tabletten zu verlassen, sondern gleichzeitig andere Veränderungen im Leben anzugehen und bei der Stange zu bleiben. Sie sollten zudem das regelmäßige Gespräch mit der Ärztin, dem Arzt suchen (siehe Seite 78) und von Ihren Erfahrungen berichten. Und Sie sollten die Therapie mit überwachen. So können Sie Gefahren rechtzeitig erkennen und die Ergebnisse der Behandlung entscheidend verbessern. Der „Begleiter" bleibt, und wenn auch nur als Gefährdung.

Der Blutdruck muss regelmäßig gemessen werden, in der Arztpraxis und am besten auch zu Hause. Abhängig von Ihrer persönlichen Situation können weitere Kontrollen erforderlich sein, über die Ihr Arzt oder Ihre Ärztin individuell entscheidet.

Den Blutdruck selber messen

Jeder Patient mit der Diagnose Bluthochdruck sollte seine Werte zu Hause regelmäßig überprüfen. Die Selbstmessung führt zu einer besseren Einstellung des Blutdrucks.

Messungen in der Arztpraxis reichen nicht, um ein genaues Bild vom Blutdruck zu bekommen. Denn diese Werte beziehen sich nur auf einen bestimmten Zeitpunkt, sie sind „Gelegenheitsmessungen", nicht selten unter Aufregung. Doch wie fallen die Werte in Ihrem Alltag aus? Wie reagiert Ihr Blutdruck auf Stress, Sport, vor allem aber nach Entspannung? Wie entwickelt er sich im Laufe des Tages? Nur wenn Sie selber Ihren Blutdruck mit all seinen natürlichen Schwankungen beobachten, lernen Sie ihn richtig kennen.

Die Selbstmessung zu Hause ist eine gute Ergänzung zur Messung in der Arztpraxis oder Apotheke, weil sie helfen kann, einen erhöhten Blutdruck zu bestätigen oder auszuschließen. Und mithilfe einer Selbstmessung kann die Therapie optimal gesteuert werden: Sie können anhand Ihrer zu Hause gemessenen Werte überprüfen, ob die Medikamente richtig dosiert sind und ob Ihr Blutdruck gut eingestellt ist. Bei einem zu hohen Blutdruck trotz Medikamente muss eventuell die Dosis erhöht, das Medikament gewechselt oder ein zweites hinzugenommen werden. Bei einem zu niedrigen Blutdruck kann die Dosis womöglich reduziert werden. Sie können mit der Selbstmessung außerdem besser verfolgen, was Ihre sonstigen Bemühungen bringen, wie etwa abzunehmen oder weniger Alkohol zu trinken. Kleine Erfolge können motivieren, weiterzumachen. Womöglich kann ein Medikament nach einiger Zeit sogar wieder abgesetzt werden. Eine Selbstmessung hilft zudem, einem sogenannten Weißkitteleffekt (siehe Seite 14) auf die Spur zu kommen: Viele Menschen haben in der Praxis zu hohe Werte, während sie zu Hause normal ausfallen.

Die Bessermesser

Blutdruckmessgeräte können Sie in der Apotheke, im Sanitätshaus, manchmal auch in Supermärkten und natürlich auch im Internet kaufen – wo Sie aber nicht beraten werden. Das Prüfsiegel der Deutschen Hochdruckliga (www.hochdruckliga.de) kann eine Entscheidungshilfe sein, mit dem die Fachgesellschaft messgenaue Geräte auszeichnet. Auch die Stiftung Warentest prüft immer wieder „Bessermesser".

Sie können auch in der Arztpraxis die Messgenauigkeit Ihres Gerätes überprüfen lassen. Fragen Sie vor dem Kauf, ob Sanitätshaus oder Apotheke das Gerät auf Leihbasis herausgibt, damit Sie es in der Praxis testen lassen können. Haben Sie das Gerät gekauft, sollten Sie nach zwei Jahren nochmals eine Parallelmessung veranlassen. Nach dieser Zeitspanne lässt die Genauigkeit eines Geräts oft nach.

Die Kosten für ein Blutdruckmessgerät übernehmen in der Regel die Kassen, wenn zum ersten Mal die Diagnose Hypertonie gestellt wird. Sie brauchen dafür aber eine ärztliche Bestätigung. Fragen Sie bei Ihrer Krankenkasse nach.

Die Methode

Die Geräte zum Selbermessen beruhen meist auf der sogenannten oszillometrischen Methode: Eine Manschette wird aufgepumpt und klemmt den Blutfluss im Oberarm oder Handgelenk kurzfristig ab. Wenn die Luft anschließend aus der Manschette entweicht, kann das Blut irgendwann wieder durch die Arterie fließen, zunächst langsam, irgendwann wieder ungehindert. Solange es noch stockend fließt, erzeugt es Schwingungen (Oszillationen) an der Gefäßwand, die das Gerät elektronisch erfasst, um daraus den Blutdruck zu errechnen.

Für den Hausgebrauch stehen viele komfortable, vollautomatische Geräte zur Verfügung. Per Knopfdruck erzeugen sie einen vorbestimmten Manschettendruck und auch das Ablassen des Drucks wird automatisch gesteuert. Auf einem digitalen Display werden systolischer und diastolischer Blutdruck sowie meist die Herzfrequenz angezeigt. Bedienkomfort und Ausstattung der Geräte wurden in den letzten Jahren weiter verbessert: Manche Geräte können bis zu 500 Messwerte speichern – so haben Sie die Möglichkeit, den Verlauf Ihres Blutdrucks zu verfolgen. Nichtsdestotrotz lohnt es sich, die Werte regelmäßig in einen Blutdruckpass einzutragen, bevor sie im Gerät gelöscht werden. So können Sie auch außergewöhnliche Situationen vermerken, wie zum Beispiel Zeitdruck, körperliche Beschwerden oder Urlaub. Besprechen Sie Ihre Messergebnisse regelmäßig mit Ihrem Arzt, das führt insgesamt zu einer besseren Blutdruckeinstellung.

Sie bekommen Angst, wenn die Werte erhöht sind?

Sie machen sich viele Sorgen, was Ihre Gesundheit angeht? Dann verursacht eine Selbstmessung unter Umständen zu viel Stress und in der Folge zu hohe Blutdruckwerte. Die Alternative: Häufigere Messungen beim Hausarzt oder in größeren Abständen eine Langzeitblutdruckmessung.

Unbedingt wünschenswert: Das Gerät sollte einen unregelmäßigen Herzschlag anzeigen. Das kann ein Hinweis auf eine Herzrhythmusstörung sein. Und bei Herzrhythmusstörungen kann es schwierig werden, den Blutdruck zu messen, weil er sich möglicherweise von Schlag zu Schlag verändert. Deshalb ist in diesen Fällen die Messung mit dem Stethoskop in der Arztpraxis zu bevorzugen. Sprechen Sie in jedem Fall mit Ihrer Ärztin, Ihrem Arzt über den unregelmäßigen Puls. Auch darüber, ob eventuell trotzdem eine Selbstmessung zuverlässig genug ist. Etwa indem Sie den Blutdruck dreimal hintereinander messen und daraus den jeweiligen Mittelwert des systolischen und des diastolischen Blutdrucks bilden.

Ein Extra vieler Modelle: Sie verfügen über eine drahtlose oder kabelgebundene Schnittstelle zu einem digitalen Speichermedium – sei es ein Rechner, Smartphone oder Tablet. Die Messdaten werden dort abgespeichert, können an den Arzt geschickt werden oder sind zum Beispiel als Grafik ausdruckbar.

Handgelenk oder Oberarm

Welche Geräte sind besser? Diejenigen, die am Oberarm, oder diejenigen, die am Handgelenk angelegt werden? Beide haben Vor- und Nachteile. Großer Vorteil beim Messen am Oberarm: Das Gerät befindet sich automatisch auf Herzhöhe. Beim Handgelenkgerät dagegen müssen Sie genau darauf achten, dass das Gerät nicht unterhalb des Herzens liegt (der Druck fällt dann zu hoch aus) oder oberhalb des Herzens (der Druck fällt zu niedrig aus). Als Sicherheitsmaßnahme beginnen manche Handgelenkgeräte gar nicht erst mit dem Messen, bevor Sie nicht die richtige Position eingenommen haben.

Manche Handgelenkgeräte sind wie Armbanduhren nur links gut handhabbar. Einige Bluthochdruckpatienten sollten den Blutdruck aber rechts messen, weil bei ihnen auf dieser Seite die Werte höher liegen. Achten Sie in diesem Fall beim Kauf darauf, dass das Gerät auch rechts gut sitzt und ablesbar ist. Wegen dieser Schwachstellen werden Handgelenkgeräte von einigen Experten kritisch beurteilt. Großer Vorteil der Handgelenkgeräte: Sie sind kompakter (Gerät und Manschette in einem) und lassen sich bequem anwenden.

Richtig messen

Fehler bei der Messung, falsche Handhabung und Größe können das Messergebnis genauso verfälschen wie ein schlechtes Gerät. Ist zum Beispiel die Manschette zu schmal oder zu locker angelegt, ergibt das zu hohe Blutdruckwerte. Ist die Manschette dagegen zu breit, fallen die Blutdruckwerte eher zu niedrig aus. Liegt die Manschette über dickerer Kleidung oder ist der Oberarm durch einen hochgekrempelten Ärmel eingeengt, kann das ebenfalls falsche Messwerte ergeben. Sie bekommen nur zuverlässige Ergebnisse, wenn Sie sich an bestimmte Regeln halten.

Wenn die Maße der Manschette nicht stimmen, drohen Messfehler. Die Maße reichen oft für einen Umfang von 13,5 bis 21,5 cm am Handgelenk oder 22 bis 42 cm am Oberarm. Wenn das nicht hinkommt, besorgen Sie sich ein Gerät mit kleinerer oder größerer Manschette.

- **Den richtigen Arm bestimmen.** Bevor Sie mit der Selbstmessung beginnen, sollte eine Fachkraft den Blutdruck an beiden Armen messen. Weichen die Werte um mehr als 10 mmHg voneinander ab, messen Sie stets an dem Arm mit dem höheren Blutdruck.
- **Ruhe einhalten.** Setzen Sie sich zur Messung bequem hin und messen Sie erst nach fünf Minuten Ruhepause. Nicht während des Essens und beim Fernsehen messen – und auch nicht nebenbei unterhalten! Beine nicht überkreuzen.
- **Manschette anlegen.** Bei Oberarmgeräten den unteren Rand der Manschette zwei Querfinger oberhalb der Ellenbeuge positionieren. Der aufblasbare Teil sollte sich an der Innenseite des Oberarms befinden. Nicht zu stramm ziehen. Sie sollten noch einen Finger unter die verschlossene Manschette schieben können. Aber auch nicht zu locker lassen.
- **Position prüfen.** Immer in Herzhöhe messen. Bei Oberarmgeräten sitzt die Manschette automatisch richtig. Bei Handgelenkgeräten Arm anwinkeln oder auf eine erhöhte Oberfläche legen.
- **Messung wiederholen.** Der erste Wert ist oft besonders hoch. Sie können die Messung nach etwa zwei Minuten noch einmal wiederholen. Dann zählt der zweite, in der Regel niedrigere Wert.
- **Werte notieren,** am besten in einen Blutdruckpass.

Messen Sie möglichst immer zur selben Zeit – ideal ist morgens vor dem Essen und vor der Medikamenteneinnahme. Zusätzlich können Sie noch einmal vor dem Abendessen messen, vor allem zu Beginn einer medikamentösen Einstellung. Doch machen Sie sich nicht verrückt: Wenn Sie mit einem Medikament gut klarkommen und die Werte stabil auf ein normales Niveau gefallen sind, genügt es, ein- bis zweimal die Woche morgens und abends zu messen, möglichst an einem normalen Werktag. Setzen Sie Ihr Medikament nicht selbsttätig ab, sobald der Blutdruck gesunken ist.

▶ Einen Blutdruckpass bekommen Sie bei Ihrer Krankenkasse, in Apotheken oder bei der Deutschen Herzstiftung. Dort können Sie ihn kostenfrei bestellen: https://www.herzstiftung.de/Blutdruckpass.html.

Kontrollen beim Arzt

Nicht nur der Blutdruck, auch Kalium- und Nierenwerte sollten unter Umständen regelmäßig geprüft werden – und sogar die Augen.

Wie oft und welche Kontrolluntersuchungen beim Arzt nötig sind, hängt von der Schwere des Hochdrucks, den Begleiterkrankungen und den eingesetzten Mitteln ab. Zu Beginn der Therapie, also in der Phase, in der der Arzt zusammen mit Ihnen das richtige Medikament in der richtigen Dosierung herauszufinden versucht, kann es sinnvoll sein, schon nach wenigen Wochen den Arzt noch einmal aufzusuchen. Vor allem dann, wenn Sie zum Beispiel bei Ihren Selbstmessungen bemerken, dass der Blutdruck nicht ausreichend sinkt. Oder wenn Sie dauerhaft unter Beschwerden leiden, die Sie in Zusammenhang mit den Medikamenten bringen. Wenn der Blutdruck gut eingestellt ist, Sie zuverlässig selber messen und sich wohlfühlen, reichen ärztliche Kontrollen beim Arzt zum Beispiel alle sechs Monate, mindestens einmal im Jahr.

→ Zielwerte bei bestimmten Patienten

Bei manchen Patienten sollte der Blutdruck nicht nur auf unter 140/90 mmHg gesenkt werden, sondern noch niedriger: Leiden Sie an einer chronischen Nierenerkrankung mit vermehrter Eiweißausscheidung, sollte eine Senkung des Blutdrucks auf unter 130 mmHg systolisch erwogen werden. Bei Diabetes lautet die Empfehlung in den Leitlinien, den diastolischen Blutdruck auf Werte zwischen 80 und 85 mmHg zu senken. Auf Basis der SPRINT-Studie (siehe auch Seite 58) empfiehlt die Deutsche Hochdruckliga: Auch für ältere Patienten über 75 Jahre ohne Diabetes, die an einer Herz-Kreislauf-Erkrankung (außer Schlaganfall) oder einer chronischen Nierenkrankheit leiden oder aus anderen Gründen ein hohes Herz-Kreislauf-Risiko haben, sollte ein niedrigerer Zielwert gelten, nämlich unter 135/85 mmHg. Allerdings sollte der Wert auch nicht niedriger als 120/70 mmHg ausfallen, damit die Nebenwirkungen nicht zu sehr steigen.

Häufigere Kontrollen beim Arzt sind möglicherweise erforderlich in folgenden Fällen:

1. Es haben sich bereits Komplikationen des Bluthochdrucks ergeben. Dabei

handelt es sich meist um Vorstufen von Folgeerkrankungen. Zum Beispiel: Im Ultraschall war die Wand der Halsschlagader verdickt oder es zeigten sich Ablagerungen. Beides ist mit einem erhöhten Schlaganfallrisiko verbunden. Oder im Herzultraschall war eine Verdickung des Herzmuskels zu sehen, was sich zu einer Herzschwäche entwickeln kann. Oder die Filtrationsleistung der Nieren ist verringert.

2. Organschäden haben sich bereits zu einer Erkrankung entwickelt, etwa zu einer Herzschwäche, einer koronaren Herzerkrankung oder einer chronischen Nierenerkrankung (siehe Seite 44 f.).
3. Oder Ihr kardiovaskuläres Risiko (siehe Seite 22 f.) ist sehr hoch, etwa weil Ihre Cholesterinwerte erhöht sind, Sie Übergewicht haben oder an Diabetes erkrankt sind.

Augenuntersuchung

Was hat eine Augenuntersuchung mit Bluthochdruck zu tun? Das Auge kann als Spiegel der Gefäße dienen – denn nur im Auge sind die Blutgefäße direkt sichtbar. Der Augenarzt leuchtet dafür den Augenhintergrund mithilfe eines Augenspiegels aus und kann so die Netzhaut (Retina) mit ihren kleinen und kleinsten Blutgefäßen begutachten. Der Zustand der Blutgefäße in der Netzhaut gibt Hinweise auf den Zustand der Gefäße in Hirn, Herz und Nieren, die auf Bluthochdruck besonders empfindlich reagieren. Sind Verengungen, also eine Arteriosklerose, an den Gefäßen der Netzhaut erkennbar (hypertone oder vaskuläre Retinopathie), sind die anderen Blutadern im Körper voraussichtlich ebenfalls entsprechend betroffen.

Die Patienten merken in der Regel aber nichts von den Veränderungen an den Augengefäßen – genauso wenig wie sie zunächst die Arteriosklerose an den Herzkranz-, Hirn- oder Nierengefäßen spüren können. Manchmal sehen sie trüb, verschwommen, haben ein Flimmern vor den Augen – alles unspezifische Symptome, die auch auf andere Störungen hindeuten können. Bei einer sehr seltenen bösartigen

Wenn Sie stark schwankende Blutdruckwerte haben – zum Beispiel nach dem Essen oder bei größerer Hitze sehr niedrige und bei Anstrengung und Aufregung sehr hohe Werte –, sprechen Sie mit Ihrem Arzt. Vielleicht hilft eine Umverteilung der Medikamenteneinnahme. Oder er rät Ihnen, bestimmte Medikamente wegzulassen oder zu nehmen.

Verlaufsform des Blutdrucks mit ständigen Werten über 180/110 mmHg kommt es zum Austritt von Blutplasma oder Blut aus den kleinen Gefäßen des Augenhintergrundes. Die Sehstörungen können ausgeprägter sein. Hier sollte der Behandlungsverlauf auch augenärztlich überwacht werden.

Laborwerte

Kontrollen der Kalium-, Nieren- oder Blutzuckerwerte sind möglicherweise erforderlich, wenn Sie bestimmte Medikamente einnehmen.

- **Kaliumwerte:** Wenn Sie Diuretika über lange Zeit einnehmen müssen, sollte der Arzt regelmäßig den Kaliumspiegel im Blut kontrollieren. Denn wenn es sich nicht gerade um kaliumsparende Diuretika handelt, besteht bei den „Wassertabletten" die Gefahr, dass der Körper zu viel Kalium ausscheidet und in der Folge ein Kaliummangel entsteht. Diese Hypokaliämie kann sich durch allgemeine Schwäche und Müdigkeit, Herzrhythmusstörungen oder Verstopfung bemerkbar machen. Bei ACE-Hemmern und Sartanen besteht dagegen die Gefahr einer Hyperkaliämie, also einer erhöhten Kaliumkonzentration im Blut, wenn gleichzeitig die Nierenfunktion gestört ist. Das könnte sich durch Muskelschwäche, Empfindungsstörungen, verlangsamten Herzschlag oder Veränderungen im EKG zeigen. Die genannten Symptome sind vieldeutig und treten meist erst bei starken Veränderungen der Kaliumkonzentration auf. Die Häufigkeit der Blutuntersuchungen bestimmt Ihr Arzt in Abhängigkeit von Ihrer Gefährdung.
- **Nierenwerte:** Unter Sartanen und auch bei Diuretika besteht die Gefahr, dass sich die Nierenfunktion verschlechtert, insbesondere wenn sie bereits eingeschränkt ist. Davon bemerken Sie in der Regel nichts. Deshalb sollte der Arzt häufiger das Kreatinin im Blut kontrollieren, denn Kreatinin ist ein wichtiger Laborwert für die Nierenfunktion. Vor

Arznei-Check

Haben Sie Diabetes und nehmen neben blutzuckersenkenden Medikamenten auch einen Betablocker ein? Dann sollten Sie Ihre Blutzuckerwerte häufiger als sonst selber messen und besonders sorgfältig auf Symptome einer Unterzuckerung achten. Betablocker können nämlich die Symptome einer Unterzuckerung verschleiern. Weil ACE-Hemmer oder Sartane die blutzuckersenkende Wirkung von Insulin und Sulfonylharnstoffen verstärken, ist es ratsam, auch in diesen Fällen die Blutzuckerwerte häufiger zu kontrollieren.

allem, wenn Sie zusätzlich regelmäßig Schmerzmittel einnehmen (nichtsteroidale Antirheumatika, NSAR), muss die Nierenfunktion häufiger kontrolliert werden. Auch wenn Sie nur vorübergehend für wenige Tage diese Schmerzmittel brauchen, sind Wechselwirkungen möglich.

- **Blutzucker:** Blutzuckerwerte sollten Sie häufiger kontrollieren lassen, wenn Sie Diuretika einnehmen und gefährdet sind, an Diabetes zu erkranken – etwa weil Diabetes häufiger in der Familie vorkommt oder weil Sie Übergewicht haben. Denn Diuretika lassen den Blutzucker ansteigen.

Basis der Blutdruckkontrolle bleiben Ihre eigenen Messungen (siehe Seite 84) zu Hause: Messen Sie Ihren Blutdruck nach Möglichkeit in regelmäßigen Abständen selbst und halten Sie die gemessenen Werte schriftlich fest, zum Beispiel in einem Blutdruckpass.

Medikamente absetzen

Meist ist die Therapie des Hochdrucks eine Dauertherapie. Doch in einigen Fällen lohnt sich ein Auslassversuch – allerdings nur unter ärztlicher Anleitung.

Der Blutdruck ist gesunken – Medikament überflüssig! Das ist ein häufiger Denkfehler. Die niedrigeren Werte bedeuten, dass die Therapie anschlägt und gerade deshalb weitergeführt werden sollte. Oft ein Leben lang. Ihr Blutdruck war nur leicht erhöht oder Sie haben Ihren Lebensstil dauerhaft verändert, sodass die Werte mit den Arzneimitteln über längere Zeit normal waren? Dann kann es sinnvoll sein, die Dosis zu reduzieren oder versuchsweise die Medikamente abzusetzen. Sie sollten dann allerdings nicht nachlassen und müssen weiter auf Gewicht, ausreichende Bewegung und gute Ernährung achten. Um einen Wiederanstieg des Blutdrucks frühzeitig zu bemerken, sollten Sie Ihren Blutdruck regelmäßig, wenigstens zwei- bis dreimal pro Woche messen – nach Absetzen der Medikamente über zwei bis drei Monate.

Der Blutdruck kann sich auch dann wieder normalisieren, wenn psychischer Druck wegfällt. Haben Sie die schwierige Lebens- oder Arbeitssituation bewältigt, besteht die Möglichkeit, dass auch der Blutdruck wieder sinkt.

Bei etwa einem von zwanzig Patienten zeigt sich bei entsprechenden Untersuchungen, dass doch eine körperliche Ursache für den Bluthochdruck auszumachen ist, wie zum Beispiel eine Nierenerkrankung, eine Verengung der Nierenarterien, eine Schlafapnoe (nächtliche Atemaussetzer) oder eine Hormonstörung (siehe sekundäre Hypertonie, Seite 16). Wird die zugrunde liegende Erkrankung erfolgreich behandelt, können die Antihypertensiva überflüssig werden.

Nicht auf eigene Faust

Ein Absetzen der Medikamente darf allerdings nur unter ärztlicher Kontrolle geschehen. Denn wenn Sie die Mittel auf eigene Faust einfach mal weglassen oder weniger davon einnehmen, kann es passieren, dass der Blutdruck plötzlich in die Höhe schießt, mitunter sogar auf höhere Werte als vorher. Dieser Jojo-Effekt schädigt den Körper und Sie riskieren damit vielleicht sogar einen Schlaganfall, eine Herzschwäche oder einen Herzinfarkt.

Viele Medikamente jedoch wirken über Wochen nach. Sie lassen sich täuschen und glauben, ohne Medikamente auszukommen, während der Blutdruck langsam und oft unbemerkt wieder steigt, möglicherweise auf höhere Werte als vorher.

Sie dürfen die Dosis nur in Absprache mit Ihrer Ärztin, Ihrem Arzt nach und nach reduzieren. Dabei sollten Sie den Blutdruck gut kontrollieren. Bei mehreren Medikamenten (Kombinationstherapie, Seite 61) wird zunächst nur eines abgesetzt oder die Dosis reduziert. Bleibt der Blutdruck in den ersten Wochen danach auf einem niedrigen Niveau, heißt das noch nicht, dass Sie aufatmen können. Denn es kann einige Zeit dauern, bis die Wirkung der Mittel abgeklungen ist. Sie sollten daher den Blutdruck über mindestens vier bis sechs Wochen täglich kontrollieren. Im Laufe der Zeit muss nicht mehr jeden Tag gemessen werden, die Kontrollabstände – egal, ob Sie selber messen oder der Arzt – sollten Sie mit Ihrem Arzt besprechen.

Insbesondere Betablocker nie von einem auf den anderen Tag absetzen, weil dann Herzschlag und Blutdruck schlagartig in die Höhe schießen können! Anzeichen dafür können sein: Zittern, Schwitzen, Herzklopfen, Herzschmerzen (Angina pectoris) und Kopfschmerzen.

Aussichtslos? Gibt es nicht!

Wenn Ihr Blutdruck schwer einstellbar ist und trotz Medikamenteneinnahme nicht sinken will, kann das viele Gründe haben. Und die lassen sich oft beheben.

Sie nehmen schon seit einiger Zeit Medikamente gegen zu hohen Blutdruck – und nicht nur eins, sondern gleich mehrere, und zwar in hoher Dosierung? Der Blutdruck ist aber immer noch nicht zufriedenstellend? Bei 10 bis 20 Prozent der Hypertonie-Patienten ist der Blutdruck schwer einstellbar. Bevor man jedoch von einer „therapieresistenten Hypertonie" spricht, müssen verschiedene Punkte vorab geklärt sein. Denn meistens ist der Hochdruck nur scheinbar resistent gegen jegliche Therapie.

- **Die Kombi:** Nehme ich mindestens drei Antihypertensiva und ist eines davon ein Diuretikum? Zur Definition einer „therapieresistenten Hypertonie" gehört nämlich, dass eine solche Kombi-Therapie erfolgt sein muss und nicht genügend wirksam ist.
- **Das Verhalten:** Habe ich versucht, meinen Lebensstil zu ändern? Habe ich abgenommen (bei Übergewicht), mich mehr bewegt, besser und salzärmer ernährt, für mehr Entspannung gesorgt? Solche Veränderungen gehören mit zur Therapie und unterstützen die Wirkung der Medikamente.
- **Die Einnahme:** Habe ich meine Medikamente überhaupt regelmäßig eingenommen? Mangelnde Adhärenz, so wird die Therapietreue genannt, ist einer der häufigsten Gründe für schlechte Werte. Eine aktuelle Studie ergab, dass bis zu 80 Prozent der Patienten ihre Tabletten nicht wie verordnet schlucken. Seien Sie ehrlich gegenüber sich selbst und auch gegenüber dem Arzt (siehe Seite 78). „Beichten" Sie ihm Ihre Versäumnisse und berichten Sie auch von Ihren Gründen.
- **Weißkittelhypertonie** (siehe Seite 14): Ursache für die hohen Werte ist in diesem Fall der Arzt – der Stress beim Arztbesuch lässt den Blutdruck steigen, zu Hause dagegen sind die Werte normal. Eine Langzeitblutdruckmessung gibt Aufschluss. Eventuell auch eine Blutdruckselbstmessung in Anwesenheit des Praxispersonals.
- **Pseudohypertonie** (siehe Seite 60): Im Alter ist es nicht ungewöhnlich, dass die Gefäße so steif sind, dass sie sich nicht gut durch die Manschette des Messgeräts zusammendrücken lassen. Die Werte fallen zu hoch aus.

Ist die „Pille" oder sind die Nieren schuld?

Auch manche Medikamente haben als Nebenwirkung Bluthochdruck, wie Rheumamittel, Kortison oder „die Pille". Hinter einem schlecht einstellbaren Blutdruck kann aber auch eine bisher nicht erkannte Krankheit stecken, die den Druck steigen lässt. Die vermeintlich primäre Hypertonie entpuppt sich dann als eine sekundäre Hypertonie (siehe Seite 16). So treibt möglicherweise eine noch unentdeckte Nierenerkrankung oder eine Verengung der Nierenarterien den Blutdruck in die Höhe. Oder nächtliche Atemaussetzer belasten den Kreislauf. Zur Abklärung kann es sich lohnen, sich zu einem Hypertensiologen überweisen zu lassen.

→ Was ist ein Hypertensiologe?

Hypertensiologen sind Fachärzte der Inneren Medizin, die eine spezielle Ausbildung für die Behandlung von Bluthochdruckpatienten absolviert haben. In Deutschland wird diese Ausbildung von der Deutschen Hochdruckliga (DHL) organisiert, die spezialisierten Ärzte tragen die Bezeichnung „Hypertensiologe DHL". Wenn die Ärzte von der Europäischen Gesellschaft für Hypertonie (ESH) ausgebildet wurden, nennen sie sich „Hypertension Specialist of ESH". Darüber hinaus gibt es spezielle Hypertonie-Zentren, die von der DHL oder der ESH zertifiziert wurden. Adressen finden sich auf www.hoch druckliga.de.

Erst wenn alle diese Punkte ausgeschlossen wurden und der Blutdruck immer noch nicht die für Sie geltenden Zielwerte erreicht hat – dokumentiert durch eine Langzeitmessung –, spricht man von einer echten therapieresistenten Hypertonie. Dann kann der Arzt durchaus noch mehr

---

Zwei Eingriffe können zum Einsatz kommen: Bei der renalen Denervation verödet ein Spezialist mittels Katheter die Nierennerven, die an der Regulation des Blutdrucks beteiligt sind. Zum anderen gibt es die Möglichkeit einer elektrischen Stimulation der sogenannten Barorezeptoren in der Halsschlagader (Baroreflexstimulation). Diesen Nervenknoten wird ein höherer Blutdruck vorgetäuscht, sodass das Gehirn reagiert und den Blutdruck herunterschraubt. Beide Verfahren sind allerdings noch nicht ausreichend geprüft.

Register ziehen und vier, fünf oder auch sechs Antihypertensiva verordnen. Darunter werden dann auch Substanzen sein, die nicht zur ersten Wahl gehören, sich aber in solchen Kombinationen bei schwer einstellbarem Bluthochdruck bewährt haben (Reservemittel, siehe Seite 40). Sollte eine solche Mehrfachkombination immer noch nicht zum gewünschten Ergebnis führen, sind Eingriffe wie die renale Denervation oder die Baroreflexstimulation in Erwägung zu ziehen. Aber nur dann, wenn wirklich alle bewährten und wissenschaftlich geprüften Möglichkeiten der medikamentösen und nichtmedikamentösen Therapie ausgeschöpft sind. Doch häufig handelt es sich bei genauem Hinsehen um eine Pseudoresistenz. Eigentlich gelingt es fast immer, den Blutdruck doch noch in den Griff zu bekommen.

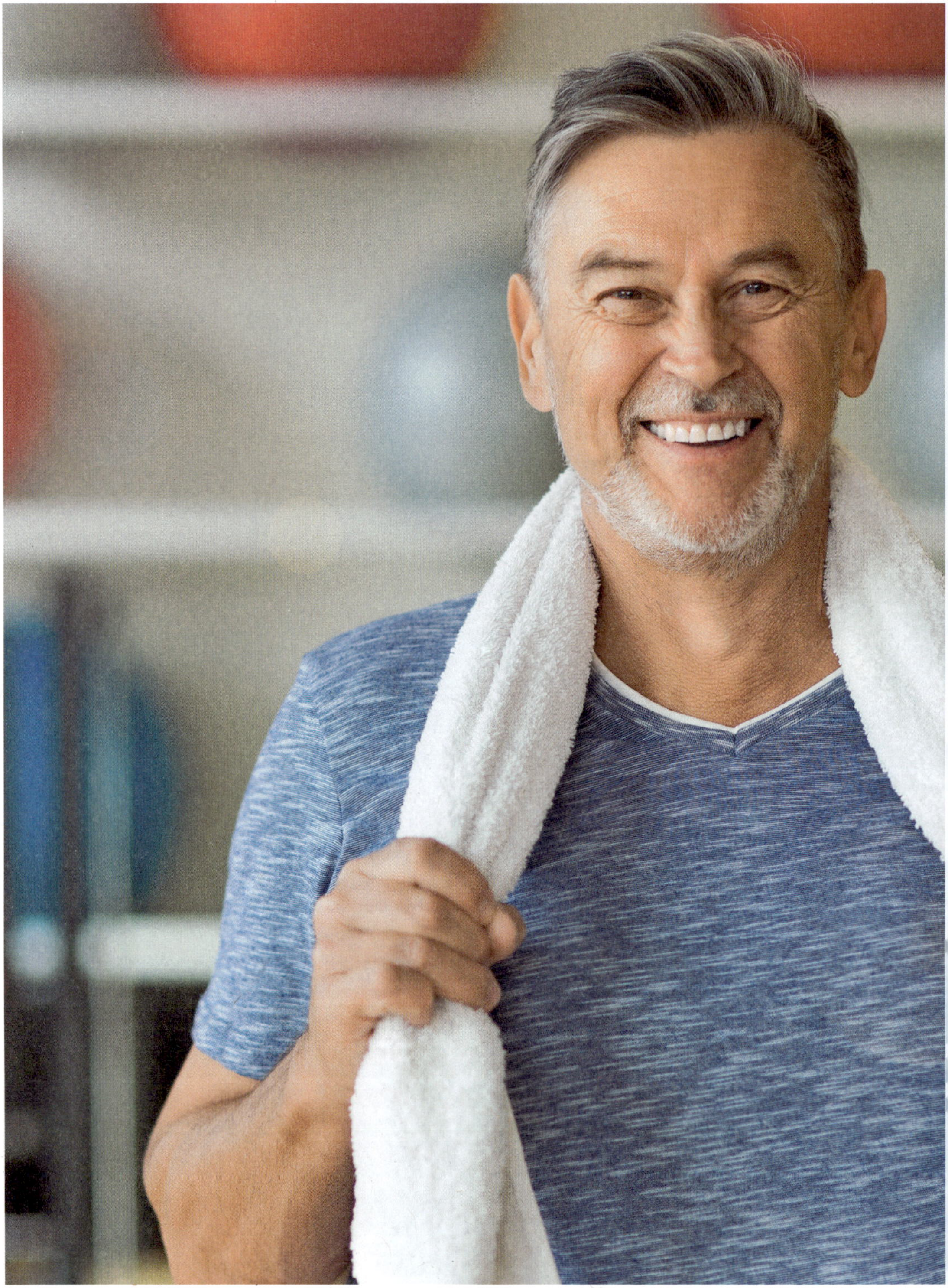

Medikamente bewertet

Wie wirksam ist das Medikament, das ich regelmäßig einnehme? Welche Nebenwirkungen kann es haben? Lesen Sie unsere Bewertung und die Empfehlungen von Experten auf den nachfolgenden Seiten.

Die Stiftung Warentest prüft und bewertet dauerhaft rund 9000 häufig verordnete oder selbst gekaufte Medikamente. Jedes Medikament bekommt in diesem Langzeittest eine individuelle Bewertung auf Basis eines wissenschaftlichen Gutachtens. Die Bewertungsstufen lauten „geeignet", „auch geeignet", „mit Einschränkung geeignet" und „wenig geeignet", repräsentiert durch die Farben Grün, Hellgrün, Gelb und Rot (siehe auch Seite 47).

Den Bewertungsgutachten liegen wissenschaftliche Studien zugrunde, die einen bestimmten Qualitätsstandard erfüllen müssen und die in festgelegter Weise ausgewertet werden. Das Ergebnis der Studienauswertung wird durch die Einschätzung anerkannter Fachexperten ergänzt.

Einzelheiten zur Auswahl der Medikamente und zur Bewertungsmethodik erfahren Sie unter www.test.de/medikamente/methodik/.

Im Anschluss an die Tabelle ab Seite 98, in der wir einen Überblick über die Bewertungen geben, begründen wir ab Seite 111 die Bewertungen ausführlich und geben Ihnen wichtige Hinweise zu den Medikamenten. Diese Hinweise sind als Ergänzung zum Beipackzettel zu verstehen, sie können ihn aber nicht ersetzen.

Medikamente von A bis Z

Die Nummer im farbigen Kästchen verweist auf die Bewertung im Textteil ab Seite 111. Zu Generika siehe Seite 70.

Rezeptpflichtige Medikamente

Medikament, *Wirkstoff*		test Bewertung
Accupro, *Quinapril*	1	GEEIGNET
Accuzide, *Quinapril + Hydrochlorothiazid*	2	GEEIGNET
ACE-Hemmer-ratio-pharm, *Captopril*	1	GEEIGNET
ACE-Hemmer-ratio-pharm comp., *Captopril + Hydrochlorothiazid*	2	GEEIGNET
Acercomp, *Lisinopril + Hydrochlorothiazid*	2	GEEIGNET
Adalat Kapseln, *Nifedipin mit schneller Freisetzung*	24	WENIG GEEIGNET
Adalat Retardtabletten, *Nifedipin mit verzögerter Freisetzung*	23 / 23	GEEIGNET / MIT EINSCHRÄNKUNG GEEIGNET
Aldactone, *Spironolacton*	21	GEEIGNET
Amiloretik, *Hydrochlorothiazid + Amilorid*	38	GEEIGNET
Amilorid comp.-ratiopharm, *Hydrochlorothiazid + Amilorid*	38	GEEIGNET
Amilorid/HCT Al, *Hydrochlorothiazid + Amilorid*	38	GEEIGNET
Amlobesilat Sandoz, *Amlodipin*	22	GEEIGNET
Amlodigamma, *Amlodipin*	22	GEEIGNET
Amlodipin 1A Pharma/AAA-Pharma/Al, *Amlodipin*	22	GEEIGNET
Amlodipin besilat AbZ/Heumann, *Amlodipin*	22	GEEIGNET
Amlodipin-CT/Dexcel/dura/Hexal/Q-Pharm/-ratiopharm/Stada/Winthrop, *Amlodipin*	22	GEEIGNET
Amlo Tad Besilat, *Amlodipin*	22	GEEIGNET
Aprical Kapseln, *Nifedipin mit schneller Freisetzung*	24	WENIG GEEIGNET
Aprical long Retardtabletten, *Nifedipin mit verzögerter Freisetzung*	23 / 23	GEEIGNET / MIT EINSCHRÄNKUNG GEEIGNET
Aprovel, *Irbesartan*	26	GEEIGNET
Arelix, *Piretanid*	35 / 35	GEEIGNET / WENIG GEEIGNET
Arelix ACE, *Ramipril + Piretanid*	3	GEEIGNET

Medikament, *Wirkstoff*		test Bewertung
Atacand, *Candesartan*	26	GEEIGNET
Atacand Plus, *Candesartan + Hydrochlorothiazid*	29	GEEIGNET
AteHexal, *Atenolol*	12 / 12	GEEIGNET / MIT EINSCHRÄNKUNG GEEIGNET
AteHexal comp., *Atenolol + Chlortalidon*	16	GEEIGNET
Atenolol 1A Pharma / Al / -CT / Heumann / -ratiopharm / Stada, *Atenolol*	12 / 12	GEEIGNET / MIT EINSCHRÄNKUNG GEEIGNET
Atenolol Al comp., *Atenolol + Chlortalidon*	16	GEEIGNET
Atenolol comp.-ratiopharm, *Atenolol + Chlortalidon*	16	GEEIGNET
Baymycard, *Nisoldipin*	23 / 23	GEEIGNET / MIT EINSCHRÄNKUNG GEEIGNET
Bayotensin, *Nitrendipin*	22	GEEIGNET
Belnif, *Metoprolol + Nifedipin*	18	GEEIGNET
Beloc-Zok, *Metoprolol*	12 / 12	GEEIGNET / MIT EINSCHRÄNKUNG GEEIGNET
Beloc-Zok comp., *Metoprolol + Hydrochlorothiazid*	16	GEEIGNET
Benalapril, *Enalapril*	1	GEEIGNET
Benalapril plus, *Enalapril + Hydrochlorothiazid*	2	GEEIGNET
Benazeplus Al, *Benazepril + Hydrochlorothiazid*	2	GEEIGNET
Benazepril 1A Pharma comp., *Benazepril + Hydrochlorothiazid*	2	GEEIGNET
Benazepril 1A Pharma / Hexal, *Benazepril*	1	GEEIGNET
Benazepril Hexal comp., *Benazepril + Hydrochlorothiazid*	2	GEEIGNET
Bisobeta, *Bisoprolol*	12 / 12	GEEIGNET / MIT EINSCHRÄNKUNG GEEIGNET
Bisobeta comp., *Bisoprolol + Hydrochlorothiazid*	16	GEEIGNET
Bisogamma, *Bisoprolol*	12 / 12	GEEIGNET / MIT EINSCHRÄNKUNG GEEIGNET
Biso-Hennig, *Bisoprolol*	12 / 12	GEEIGNET / MIT EINSCHRÄNKUNG GEEIGNET
BisoHexal, *Bisoprolol*	12 / 12	GEEIGNET / MIT EINSCHRÄNKUNG GEEIGNET
BisoHexal plus, *Bisoprolol + Hydrochlorothiazid*	16	GEEIGNET
Biso Lich, *Bisoprolol*	12 / 12	GEEIGNET / MIT EINSCHRÄNKUNG GEEIGNET
Bisoplus Al, *Bisoprolol + Hydrochlorothiazid*	16	GEEIGNET
Bisoplus Stada, *Bisoprolol + Hydrochlorothiazid*	16	GEEIGNET

Medikament, *Wirkstoff*		test Bewertung
Bisoprolol 1A Pharma / AAA-Pharma / AbZ / Al / -CT / Dexcel / dura / -ratiopharm / Sandoz / Stada / -Teva, *Bisoprolol*	12 12	GEEIGNET / MIT EINSCHRÄNKUNG GEEIGNET
Bisoprolol comp. AbZ, *Bisoprolol + Hydrochlorothiazid*	16	GEEIGNET
Bisoprolol comp.-CT, *Bisoprolol + Hydrochlorothiazid*	16	GEEIGNET
Bisoprolol dura plus, *Bisoprolol + Hydrochlorothiazid*	16	GEEIGNET
Bisoprolol HCT Sandoz, *Bisoprolol + Hydrochlorothiazid*	16	GEEIGNET
Bisoprolol plus 1A Pharma, *Bisoprolol + Hydrochlorothiazid*	16	GEEIGNET
Bisoprolol-ratiopharm comp., *Bisoprolol + Hydrochlorothiazid*	16	GEEIGNET
Bisoprolol-Teva comp., *Bisoprolol + Hydrochlorothiazid*	16	GEEIGNET
Blopress, *Candesartan*	26	GEEIGNET
Blopress Plus, *Candesartan + Hydrochlorothiazid*	29	GEEIGNET
Candecor, *Candesartan*	26	GEEIGNET
Candecor comp., *Candesartan + Hydrochlorothiazid*	29	GEEIGNET

Medikament, *Wirkstoff*		test Bewertung
Candesartan 1A Pharma / -AbZ / Al / Basics / Mylan / Heumann / Hexal / -ratiopharm / Stada / Zentiva, *Candesartan*	26	GEEIGNET
Candesartancilexetil comp.-CT, *Candesartan + Hydrochlorothiazid*	29	GEEIGNET
Candesartan-comp. AbZ, *Candesartan + Hydrochlorothiazid*	29	GEEIGNET
Candesartan / HCT Stada, *Candesartan + Hydrochlorothiazid*	29	GEEIGNET
Candesartan Hexal comp., *Candesartan + Hydrochlorothiazid*	29	GEEIGNET
Candesartan plus 1A Pharma, *Candesartan + Hydrochlorothiazid*	29	GEEIGNET
Candesartan-ratiopharm comp., *Candesartan + Hydrochlorothiazid*	29	GEEIGNET
Candesartan Zentiva comp., *Candesartan + Hydrochlorothiazid*	29	GEEIGNET
Captobeta comp., *Captopril + Hydrochlorothiazid*	2	GEEIGNET
Capto-CT, *Captopril*	1	GEEIGNET
Captogamma, *Captopril*	1	GEEIGNET
Captogamma HCT, *Captopril + Hydrochlorothiazid*	2	GEEIGNET

Medikament, *Wirkstoff*		test Bewertung
CaptoHexal, *Captopril*	1	GEEIGNET
CaptoHexal comp., *Captopril + Hydrochlorothiazid*	2	GEEIGNET
Captopril AbZ / Al / Stada, *Captopril*	1	GEEIGNET
Captopril comp. AbZ, *Captopril + Hydrochlorothiazid*	2	GEEIGNET
Captopril / HCT Al, *Captopril + Hydrochlorothiazid*	2	GEEIGNET
Captopril-HCT Stada, *Captopril + Hydrochlorothiazid*	2	GEEIGNET
Cardular PP, *Doxazosin*	8 8	MIT EINSCHRÄNKUNG GEEIGNET / WENIG GEEIGNET /
Carmen, *Lercanidipin*	23 23	GEEIGNET / MIT EINSCHRÄNKUNG GEEIGNET
Carmen ACE, *Enalapril + Lercanidipin*	4	GEEIGNET
Carvedilol 1A Pharma / AAA-Pharma / AbZ / Al / Atid / -CT / Hexal / -ratiopharm / Sandoz / Stada / -Teva, *Carvedilol*	12 12	GEEIGNET / MIT EINSCHRÄNKUNG GEEIGNET
Catapresan, *Clonidin*	10	MIT EINSCHRÄNKUNG GEEIGNET
Celipro Lich, *Celiprolol*	14	MIT EINSCHRÄNKUNG GEEIGNET
Cibacen, *Benazepril*	1	GEEIGNET

Medikament, *Wirkstoff*		test Bewertung
Cibadrex, *Benazepril + Hydrochlorothiazid*	2	GEEIGNET
Clonidin-ratiopharm, *Clonidin*	10	MIT EINSCHRÄNKUNG GEEIGNET
Clonistada, *Clonidin*	10	MIT EINSCHRÄNKUNG GEEIGNET
CoAprovel, *Irbesartan + Hydrochlorothiazid*	29	GEEIGNET
CoDiovan, *Valsartan + Hydrochlorothiazid*	29	GEEIGNET
Concor, *Bisoprolol*	12 12	GEEIGNET / MIT EINSCHRÄNKUNG GEEIGNET
Concor plus, *Bisoprolol + Hydrochlorothiazid*	16	GEEIGNET
Corifeo, *Lercanidipin*	23 23	GEEIGNET / MIT EINSCHRÄNKUNG GEEIGNET
Corvo, *Enalapril*	1	GEEIGNET
Coversum, *Perindopril*	1	GEEIGNET
Dafiro, *Valsartan + Amlodipin*	33	GEEIGNET
Dafiro HCT, *Valsartan + Hydrochlorothiazid + Amlodipin*	31	GEEIGNET
Delix, *Ramipril*	1	GEEIGNET
Delix plus, *Ramipril + Hydrochlorothiazid*	2	GEEIGNET
Delmuno, *Ramipril + Felodipin*	4	GEEIGNET

Medikament, *Wirkstoff*		test Bewertung
Diblocin PP, *Doxazosin*	8 / 8	MIT EINSCHRÄNKUNG GEEIGNET / WENIG GEEINET
Dilatrend, *Carvedilol*	12 / 12	GEEIGNET / MIT EINSCHRÄNKUNG GEEIGNET
DiltaHexal, *Diltiazem*	23 / 23	GEEIGNET / MIT EINSCHRÄNKUNG GEEIGNET
Diltiazem AbZ / Al / -ratiopharm, *Diltiazem*	23 / 23	GEEIGNET / MIT EINSCHRÄNKUNG GEEIGNET
Dilzem, *Diltiazem*	23 / 23	GEEIGNET / MIT EINSCHRÄNKUNG GEEIGNET
Diovan, *Valsartan*	26	GEEIGNET
Disalunil, *Hydrochlorothiazid*	36	GEEIGNET
Diucomb, *Bemetizid + Triamteren*	38	GEEIGNET
Dociton, *Propranolol*	15	MIT EINSCHRÄNKUNG GEEIGNET
Dopegyt, *Methyldopa*	9	GEEIGNET
Doxacor, *Doxazosin*	8 / 8	MIT EINSCHRÄNKUNG GEEIGNET / WENIG GEEIGNET
Doxagamma, *Doxazosin*	8 / 8	MIT EINSCHRÄNKUNG GEEIGNET / WENIG GEEIGNET

Medikament, *Wirkstoff*		test Bewertung
Doxazosin 1A Pharma / Al / Aurobindo / -CT / dura / -ratiopharm / Stada, *Doxazosin*	8 / 8	MIT EINSCHRÄNKUNG GEEIGNETT / WENIG GEEIGNET
Dynorm, *Cilazapril*	1	GEEIGNET
Dynorm plus, *Cilazapril + Hydrochlorothiazid*	2	GEEIGNET
Dytide H, *Hydrochlorothiazid + Triamteren*	38	GEEIGNET
Ebrantil, *Urapidil*	8 / 8	MIT EINSCHRÄNKUNG GEEIGNET / WENIG GEEIGNET
Edarbi, *Azilsartan*	27	AUCH GEEIGNET
Enabeta comp., *Enalapril + Hydrochlorothiazid*	2	GEEIGNET
EnaHexal, *Enalapril*	1	GEEIGNET
EnaHexal comp., *Enalapril + Hydrochlorothiazid*	2	GEEIGNET
Enalapril 1A Pharma / AbZ / Al / -CT / -ratiopharm / Stada, *Enalapril*	1	GEEIGNET
Enalapril comp. AbZ, *Enalapril + Hydrochlorothiazid*	2	GEEIGNET
Enalapril HCT AAA-Pharma, *Enalapril + Hydrochlorothiazid*	2	GEEIGNET
Enalapril plus 1A Pharma, *Enalapril + Hydrochlorothiazid*	2	GEEIGNET

Medikament, *Wirkstoff*		test Bewertung
Enalapril-ratiopharm comp., *Enalapril + Hydrochlorothiazid*	2	GEEIGNET
Enaplus Al, *Enalapril + Hydrochlorothiazid*	2	GEEIGNET
Eneas, *Enalapril + Nitrendipin*	5	GEEIGNET
Eprosartan-ratiopharm, *Eprosartan*	26	GEEIGNET
Eprosartan-ratiopharm comp., *Eprosartan + Hydrochlorothiazid*	29	GEEIGNET
Escor, *Nilvadipin*	23 / 23	GEEIGNET / MIT EINSCHRÄNKUNG GEEIGNET
Esidrix, *Hydrochlorothiazid*	36	GEEIGNET
Exforge, *Valsartan + Amlodipin*	33	GEEIGNET
Exforge HCT, *Valsartan + Hydrochlorothiazid + Amlodipin*	31	GEEIGNET
Felocor, *Felodipin*	23 / 23	GEEIGNET / MIT EINSCHRÄNKUNG GEEIGNET
Felodipin 1A Pharma / Al / -CT / Heumann / -ratiopharm / Stada, *Felodipin*	23 / 23	GEEIGNET / MIT EINSCHRÄNKUNG GEEIGNET
Fortzaar, *Losartan + Hydrochlorothiazid*	29	GEEIGNET
Fosinorm, *Fosinopril*	1	GEEIGNET
Fosino-Teva, *Fosinopril*	1	GEEIGNET

Medikament, *Wirkstoff*		test Bewertung
Furanthril, *Furosemid*	35 / 35	GEEIGNET / WENIG GEEIGNET
Furobeta, *Furosemid*	35 / 35	GEEIGNET / WENIG GEEIGNET
Furo-CT, *Furosemid*	35 / 35	GEEIGNET / WENIG GEEIGNET
Furorese, *Furosemid*	35 / 35	GEEIGNET / WENIG GEEIGNET
Furosemid 1A Pharma / AbZ / Al / Heumann / -ratiopharm / Stada, *Furosemid*	35 / 35	GEEIGNET / WENIG GEEIGNET
Fusid, *Furosemid*	35 / 35	GEEIGNET / WENIG GEEIGNET
HCT 1A Pharma / AAA / Al / -beta / -CT / Dexcel / -gamma / Hexal / -ratiopharm, *Hydrochlorothiazid*	36	GEEIGNET
Hygroton, *Chlortalidon*	36	GEEIGNET
Indapamid Heumann, *Indapamid*	36	GEEIGNET
Irbecor comp., *Irbesartan + Hydrochlorothiazid*	29	GEEIGNET
Irbesartan 1A Pharma / AbZ / Al / Aurobindo / Heumann / Stada, *Irbesartan*	26	GEEIGNET
Irbesartan comp. AbZ, *Irbesartan + Hydrochlorothiazid*	29	GEEIGNET
Irbesartan comp. Hexal, *Irbesartan + Hydrochlorothiazid*	29	GEEIGNET

Medikament, *Wirkstoff*		test Bewertung
Irbesartan comp.-ratiopharm, *Irbesartan + Hydrochlorothiazid*	29	GEEIGNET
Irbesartan / HCT Stada, *Irbesartan + Hydrochlorothiazid*	29	GEEIGNET
Irbesartan / Hydrochlorothiazid 1A Pharma, *Irbesartan + Hydrochlorothiazid*	29	GEEIGNET
Irbesartan / Hydrochlorothiazid Heumann, *Irbesartan + Hydrochlorothiazid*	29	GEEIGNET
Irbesartan Hydrochlorothiazid Zentiva, *Irbesartan + Hydrochlorothiazid*	29	GEEIGNET
Isoptin, *Verapamil*	23 23	GEEIGNET / MIT EINSCHRÄNKUNG GEEIGNET
Isoptin RR plus, *Verapamil + Hydrochlorothiazid*	25	GEEIGNET
Jutabis, *Bisoprolol*	12 12	GEEIGNET / MIT EINSCHRÄNKUNG GEEIGNET
Jutabloc, *Metoprolol*	12 12	GEEIGNET / MIT EINSCHRÄNKUNG GEEIGNET
Jutapress, *Nitrendipin*	22	GEEIGNET
Jutaxan, *Enalapril*	1	GEEIGNET
Juvental, *Atenolol*	12 12	GEEIGNET / MIT EINSCHRÄNKUNG GEEIGNET

Medikament, *Wirkstoff*		test Bewertung
Karvea, *Irbesartan*	26	GEEIGNET
Karvezide, *Irbesartan + Hydrochlorothiazid*	29	GEEIGNET
Kerlone, *Betaxolol*	13	MIT EINSCHRÄNKUNG GEEIGNET
Kinzalkomb, *Telmisartan + Hydrochlorothiazid*	29	GEEIGNET
Kinzalmono, *Telmisartan*	26	GEEIGNET
Lasix, *Furosemid*	35 35	GEEIGNET / WENIG GEEIGNET
Lercanidipin Al / Heumann / Omniapharm / Stada, *Lercanidipin*	23 23	GEEIGNET / MIT EINSCHRÄNKUNG GEEIGNET
Lisibeta comp., *Lisinopril + Hydrochlorothiazid*	2	GEEIGNET
Lisigamma, *Lisinopril*	1	GEEIGNET
Lisi-Hennig, *Lisinopril*	1	GEEIGNET
LisiHexal, *Lisinopril*	1	GEEIGNET
LisiHexal comp., *Lisinopril + Hydrochlorothiazid*	2	GEEIGNET
Lisi Lich, *Lisinopril*	1	GEEIGNET
LisiLich comp., *Lisinopril + Hydrochlorothiazid*	2	GEEIGNET
Lisinopril 1A Pharma / AbZ / Al / -CT / Heumann / -ratiopharm / Stada / -Teva, *Lisinopril*	1	GEEIGNET
Lisinopril 1A Pharma plus, *Lisinopril + Hydrochlorothiazid*	2	GEEIGNET

Medikament, *Wirkstoff*		test Bewertung
Lisinopril comp. AbZ, *Lisinopril + Hydrochlorothiazid*	2	GEEIGNET
Lisinopril HCT Atid, *Lisinopril + Hydrochlorothiazid*	2	GEEIGNET
Lisinopril HCT Sandoz, *Lisinopril + Hydrochlorothiazid*	2	GEEIGNET
Lisinopril-ratiopharm comp., *Lisinopril + Hydrochlorothiazid*	2	GEEIGNET
Lisiplus Al, *Lisinopril + Hydrochlorothiazid*	2	GEEIGNET
Lisiplus Stada, *Lisinopril + Hydrochlorothiazid*	2	GEEIGNET
Lonolox, *Minoxidil*	20	MIT EINSCHRÄNKUNG GEEIGNET
Lorzaar, *Losartan*	26	GEEIGNET
Lorzaar Plus, *Losartan + Hydrochlorothiazid*	29	GEEIGNET
Losarplus Al, *Losartan + Hydrochlorothiazid*	29	GEEIGNET
Losartan 1A Pharma / Al / Aristo / Atid / Hexal, *Losartan*	26	GEEIGNET
Losartan comp. AbZ, *Losartan + Hydrochlorothiazid*	29	GEEIGNET
Losartan comp. Heumann, *Losartan + Hydrochlorothiazid*	29	GEEIGNET

Medikament, *Wirkstoff*		test Bewertung
Losartan HCT Dexcel, *Losartan + Hydrochlorothiazid*	29	GEEIGNET
Losartan / HCT Stada, *Losartan + Hydrochlorothiazid*	29	GEEIGNET
Losartan Hexal comp., *Losartan + Hydrochlorothiazid*	29	GEEIGNET
Losartan-Kalium HCTad, *Losartan + Hydrochlorothiazid*	29	GEEIGNET
Losartan Kalium Tad, *Losartan*	26	GEEIGNET
Losartan-ratiopharm, *Losartan*	26	GEEIGNET
Losar Teva, *Losartan*	26	GEEIGNET
Manyper, *Manidipin*	23 23	GEEIGNET/ MIT EINSCHRÄNKUNG GEEIGNET
Methyldopa Al Stada, *Methyldopa*	9	GEEIGNET
Metobeta, *Metoprolol*	12 12	GEEIGNET / MIT EINSCHRÄNKUNG GEEIGNET
Metodura, *Metoprolol*	12 12	GEEIGNET / MIT EINSCHRÄNKUNG GEEIGNET
Metodura comp., *Metoprolol + Hydrochlorothiazid*	16	GEEIGNET
MetoHexal, *Metoprolol*	12 12	GEEIGNET / MIT EINSCHRÄNKUNG GEEIGNET

Medikament, *Wirkstoff*		test Bewertung
MetoHexal comp., *Metoprolol + Hydrochlorothiazid*	16	GEEIGNET
Metoprogamma, *Metoprolol*	12 12	GEEIGNET/ MIT EINSCHRÄNKUNG GEEIGNET
Metoprolol 1A Pharma/AAA/AbZ/Al/-CT/Heumann/-ratiopharm/Sandoz/Stada, *Metoprolol*	12 12	GEEIGNET/ MIT EINSCHRÄNKUNG GEEIGNET
Metoprolol comp. AbZ, *Metoprolol + Hydrochlorothiazid*	16	GEEIGNET
Metoprolol HCT Sandoz, *Metoprolol + Hydrochlorothiazid*	16	GEEIGNET
Metoprolol plus HCT 1A Pharma, *Metoprolol + Hydrochlorothiazid*	16	GEEIGNET
Metoprolol-ratiopharm comp., *Metoprolol + Hydrochlorothiazid*	16	GEEIGNET
Metostad comp., *Metoprolol + Hydrochlorothiazid*	16	GEEIGNET
Meto-Tablinen, *Metoprolol*	12 12	GEEIGNET/ MIT EINSCHRÄNKUNG GEEIGNET
Micardis, *Telmisartan*	26	GEEIGNET
MicardisPlus, *Telmisartan + Hydrochlorothiazid*	29	GEEIGNET
Mobloc, *Metoprolol + Felodipin*	18	GEEIGNET
Modip, *Felodipin*	23 23	GEEIGNET/ MIT EINSCHRÄNKUNG GEEIGNET

Medikament, *Wirkstoff*		test Bewertung
Moxobeta, *Moxonidin*	11	MIT EINSCHRÄNKUNG GEEIGNET
Moxonidin 1A Pharma/AAA-Pharma/AbZ/Al/-corax/-CT/Heumann/Hexal/-ratiopharm/Stada, *Moxonidin*	11	MIT EINSCHRÄNKUNG GEEIGNET
Natrilix, *Indapamid*	36	GEEIGNET
Nebilet, *Nebivolol*	12 12	GEEIGNET/ MIT EINSCHRÄNKUNG GEEIGNET
Nebivolol Actavis/Al/Glenmark/Heumann/Stada, *Nebivolol*	12 12	GEEIGNET/ MIT EINSCHRÄNKUNG GEEIGNET
Neotri, *Xipamid + Triamteren*	39	GEEIGNET
Nephral, *Hydrochlorothiazid + Triamteren*	38	GEEIGNET
Nepresol, *Dihydralazin*	19	MIT EINSCHRÄNKUNG GEEIGNET
Nifatenol, *Atenolol + Nifedipin*	18	GEEIGNET
Nifedipin AbZ Retardtabletten, *Nifedipin mit verzögerter Freisetzung*	23 23	GEEIGNET/ MIT EINSCHRÄNKUNG GEEIGNET
Nifedipin Al Kapseln, *Nifedipin mit schneller Freisetzung*	24	WENIG GEEIGNET
Nifedipin Al T Retardtabletten, *Nifedipin mit verzögerter Freisetzung*	23 23	GEEIGNET/ MIT EINSCHRÄNKUNG GEEIGNET
Nifedipin-ratiopharm Kapseln/Tropfen, *Nifedipin mit schneller Freisetzung*	24	WENIG GEEIGNET

Medikament, *Wirkstoff*		test Bewertung
Nifedipin-ratiopharm Retardtabletten, *Nifedipin mit verzögerter Freisetzung*	23 / 23	GEEIGNET / MIT EINSCHRÄNKUNG GEEIGNET
Nifedipin Stada T / Nifedipin Stada uno Retardtabletten, *Nifedipin mit verzögerter Freisetzung*	23 / 23	GEEIGNET / MIT EINSCHRÄNKUNG GEEIGNET
NifeHexal / NifeHexal uno Retardtabletten, *Nifedipin mit verzögerter Freisetzung*	23 / 23	GEEIGNET / MIT EINSCHRÄNKUNG GEEIGNET
NifeHexal Tropfen, *Nifedipin mit schneller Freisetzung*	24	WENIG GEEIGNET
Nifical Retardtabletten, *Nifedipin mit verzögerter Freisetzung*	23 / 23	GEEIGNET / MIT EINSCHRÄNKUNG GEEIGNET
Nifical Tropfen, *Nifedipin mit schneller Freisetzung*	24	WENIG GEEIGNET
Nif-Ten, *Atenolol + Nifedipin*	18	GEEIGNET
Nitregamma, *Nitrendipin*	22	GEEIGNET
Nitrendipin 1A Pharma / AbZ / Al / Apogepha / -ratiopharm, *Nitrendipin*	22	GEEIGNET
Nitrepress, *Nitrendipin*	22	GEEIGNET
Nivadil, *Nilvadipin*	23 / 23	GEEIGNET / MIT EINSCHRÄNKUNG GEEIGNET
Norvasc, *Amlodipin*	22	GEEIGNET
Obsidan, *Propranolol*	15	MIT EINSCHRÄNKUNG GEEIGNET

Medikament, *Wirkstoff*		test Bewertung
Olmetec, *Olmesartan*	28	MIT EINSCHRÄNKUNG GEEIGNET
Olmetec Plus, *Olmesartan + Hydrochlorothiazid*	30	MIT EINSCHRÄNKUNG GEEIGNET
Osyrol, *Spironolacton*	21	GEEIGNET
Physiotens, *Moxonidin*	11	MIT EINSCHRÄNKUNG GEEIGNET
Piretanid 1A Pharma / Hexal, *Piretanid*	35 / 35	GEEIGNET / WENIG GEEIGNET
Presinol, *Methyldopa*	9	GEEIGNET
Preterax, *Perindopril + Indapamid*	2	GEEIGNET
Propranolol Al / -CT / Stada, *Propranolol*	15	MIT EINSCHRÄNKUNG GEEIGNET
Propra-ratiopharm, *Propranolol*	15	MIT EINSCHRÄNKUNG GEEIGNET
Provas, *Valsartan*	26	GEEIGNET
Provas comp., *Valsartan + Hydrochlorothiazid*	29	GEEIGNET
Querto, *Carvedilol*	12 / 12	GEEIGNET / MIT EINSCHRÄNKUNG GEEIGNET
Quinaplus Al, *Quinapril + Hydrochlorothiazid*	2	GEEIGNET
Quinaplus Stada, *Quinapril + Hydrochlorothiazid*	2	GEEIGNET
Quinapril / HCT Aurobindo, *Quinapril + Hydrochlorothiazid*	2	GEEIGNET

Medikament, *Wirkstoff*		test Bewertung
Ramiclair, *Ramipril*	1	GEEIGNET
Ramiclair plus, *Ramipril + Hydrochlorothiazid*	2	GEEIGNET
RamiLich, *Ramipril*	1	GEEIGNET
RamiLich comp., *Ramipril + Hydrochlorothiazid*	2	GEEIGNET
Ramiplus Al, *Ramipril + Hydrochlorothiazid*	2	GEEIGNET
Ramiplus Stada, *Ramipril + Hydrochlorothiazid*	2	GEEIGNET
Ramipril 1A Pharma/ AbZ/Al/beta/-CT/ Hexal/-ISIS/-ratiopharm/ Stada/Q-Pharm, *Ramipril*	1	GEEIGNET
Ramipril 1A Pharma plus, *Ramipril + Hydrochlorothiazid*	2	GEEIGNET
Ramipril-Actavis comp., *Ramipril + Hydrochlorothiazid*	2	GEEIGNET
Ramipril beta comp., *Ramipril + Hydrochlorothiazid*	2	GEEIGNET
Ramipril comp. AbZ, *Ramipril + Hydrochlorothiazid*	2	GEEIGNET
Ramipril comp.-CT, *Ramipril + Hydrochlorothiazid*	2	GEEIGNET
Ramipril comp. Heumann, *Ramipril + Hydrochlorothiazid*	2	GEEIGNET
Ramipril Hexal comp., *Ramipril + Hydrochlorothiazid*	2	GEEIGNET

Medikament, *Wirkstoff*		test Bewertung
Ramipril Hexal plus Amlodipin, *Ramipril + Amlodipin*	5	GEEIGNET
Ramipril Piretanid Winthrop, *Ramipril + Piretanid*	3	GEEIGNET
Ramipril-ratiopharm comp., *Ramipril + Hydrochlorothiazid*	2	GEEIGNET
Rasilez, *Aliskiren*	6	MIT EINSCHRÄNKUNG GEEIGNET
Rasilez HCT, *Aliskiren + Hydrochlorothiazid*	7	MIT EINSCHRÄNKUNG GEEIGNET
Renacor, *Enalapril + Hydrochlorothiazid*	2	GEEIGNET
Sevikar, *Olmesartan + Amlodipin*	34	MIT EINSCHRÄNKUNG GEEIGNET
Sevikar HCT, *Olmesartan + Hydrochlorothiazid + Amlodipin*	32	MIT EINSCHRÄNKUNG GEEIGNET
Spirobeta, *Spironolacton*	21	GEEIGNET
Spiro-CT, *Spironolacton*	21	GEEIGNET
Spironolacton 1A Pharma/AAA-Pharma/Al/ Aristo/Heumann/ Hexal/-ratiopharm/ Stada, *Spironolacton*	21	GEEIGNET
Tarka, *Trandolapril + Verapamil*	4	GEEIGNET
Telmisartan 1A Pharma/ AbZ/Glenmark/Heumann/Hexal/-ratiopharm, *Telmisartan*	26	GEEIGNET

Medikament, *Wirkstoff*		test Bewertung
Telmisartan comp. AbZ, *Telmisartan + Hydrochlorothiazid*	29	GEEIGNET
Telmisartan comp.-ratiopharm, *Telmisartan + Hydrochlorothiazid*	29	GEEIGNET
Telmisartan plus Hydrochlorothiazid AI, *Telmisartan + Hydrochlorothiazid*	29	GEEIGNET
Telmisartan / Hydrochlorothiazid Glenmark, *Telmisartan + Hydrochlorothiazid*	29	GEEIGNET
Telmisartan / Hydrochlorothiazid Heumann, *Telmisartan + Hydrochlorothiazid*	29	GEEIGNET
Telmisartan / Hydrochlorothiazid Zentiva, *Telmisartan + Hydrochlorothiazid*	29	GEEIGNET
Teneretic, *Atenolol + Chlortalidon*	16	GEEIGNET
Tenormin, *Atenolol*	12 12	GEEIGNET / MIT EINSCHRÄNKUNG GEEIGNET
Tensoflux, *Bendroflumethiazid + Amilorid*	38	GEEIGNET
Teveten mono, *Eprosartan*	26	GEEIGNET
Teveten plus, *Eprosartan + Hydrochlorothiazid*	29	GEEIGNET
Tolucombi Tad, *Telmisartan + Hydrochlorothiazid*	29	GEEIGNET

Medikament, *Wirkstoff*		test Bewertung
Tolura Tad, *Telmisartan*	26	GEEIGNET
Tonotec, *Ramipril + Amlodipin*	5	GEEIGNET
Torasemid 1A Pharma / AAA-Pharma / AI / Heumann / Hexal / -ratiopharm / Stada, *Torasemid*	35 35	GEEIGNET / WENIG GEEIGNET
Torem, *Torasemid*	35 35	GEEIGNET / WENIG GEEIGNET
Triampur, *Hydrochlorothiazid + Triamteren*	38	GEEIGNET
Triamteren comp.-CT, *Hydrochlorothiazid + Triamteren*	38	GEEIGNET
Triamteren comp.-ratiopharm, *Hydrochlorothiazid + Triamteren*	38	GEEIGNET
Triamteren / HCT AI, *Hydrochlorothiazid + Triamteren*	38	GEEIGNET
Triarese, *Hydrochlorothiazid + Triamteren*	38	GEEIGNET
Tri-Normin, *Atenolol + Chlortalidon + Hydralazin*	17	MIT EINSCHRÄNKUNG GEEIGNET
Tri.-Thiazid Stada, *Hydrochlorothiazid + Triamteren*	38	GEEIGNET
Turfa gamma, *Hydrochlorothiazid + Triamteren*	38	GEEIGNET
Twynsta, *Telmisartan + Amlodipin*	33	GEEIGNET
Udrik, *Trandolapril*	1	GEEIGNET

Medikament, *Wirkstoff*		test Bewertung
Valsacor, *Valsartan*	26	GEEIGNET
Valsacor comp., *Valsartan + Hydrochlorothiazid*	29	GEEIGNET
Valsartan 1A Pharma / AbZ / Al / -CT / dura / Heumann / Hexal / -ratiopharm / Stada / Zentiva, *Valsartan*	26	GEEIGNET
Valsartan 1A Pharma plus, *Valsartan + Hydrochlorothiazid*	29	GEEIGNET
Valsartan comp. AbZ, *Valsartan + Hydrochlorothiazid*	29	GEEIGNET
Valsartan comp.-CT, *Valsartan + Hydrochlorothiazid*	29	GEEIGNET
Valsartan / HCT Al, *Valsartan + Hydrochlorothiazid*	29	GEEIGNET
Valsartan/HCT Mylan, *Valsartan + Hydrochlorothiazid*	29	GEEIGNET
Valsartan / HCT Stada, *Valsartan + Hydrochlorothiazid*	29	GEEIGNET
Valsartan Hexal comp., *Valsartan + Hydrochlorothiazid*	29	GEEIGNET
Valsartan-ratiopharm comp., *Valsartan + Hydrochlorothiazid*	29	GEEIGNET
Vascal, *Isradipin*	23 / 23	GEEIGNET / MIT EINSCHRÄNKUNG GEEIGNET
VeraHexal, *Verapamil*	23 / 23	GEEIGNET / MIT EINSCHRÄNKUNG GEEIGNET
Vera Lich, *Verapamil*	23 / 23	GEEIGNET / MIT EINSCHRÄNKUNG GEEIGNET
Veramex, *Verapamil*	23 / 23	GEEIGNET / MIT EINSCHRÄNKUNG GEEIGNET
Verapamil 1A Pharma / AbZ / Al / Hennig / -ratiopharm, *Verapamil*	23 / 23	GEEIGNET / MIT EINSCHRÄNKUNG GEEIGNET
Vocado, *Olmesartan + Amlodipin*	34	MIT EINSCHRÄNKUNG GEEIGNET
Vocado HCT, *Olmesartan + Hydrochlorothiazid + Amlodipin*	32	MIT EINSCHRÄNKUNG GEEIGNET
Votum, *Olmesartan*	28	MIT EINSCHRÄNKUNG GEEIGNET
Votum plus, *Olmesartan + Hydrochlorothiazid*	30	MIT EINSCHRÄNKUNG GEEIGNET
Xanef, *Enalapril*	1	GEEIGNET
Xipamid 1A Pharma / AAA-Pharma / AbZ / Al / -CT / Hexal / -ratiopharm / Stada, *Xipamid*	37	GEEIGNET
Zaneril, *Enalapril + Lercanidipin*	4	GEEIGNET
Zanipress, *Enalapril + Lercanidipin*	4	GEEIGNET

ACE-Hemmer

ACE ist die Abkürzung für Angiotensin Converting Enzyme, das dazu beiträgt, die Blutgefäße stark zu verengen. Die ACE-Hemmer blockieren dieses Enzym, sodass sich die Adern erweitern und der Blutdruck sinkt.

1 **Benazepril, Captopril, Cilazapril, Enalapril, Fosinopril, Lisinopril, Perindopril, Quinapril, Ramipril, Trandolapril**

Geeignet bei hohem Blutdruck.

Die Wirkstoffe unterscheiden sich in ihrer Wirkstärke und -dauer. Sie sind bei hohem Blutdruck wirksam, insbesondere wenn gleichzeitig ein Diabetes oder eine Herzinsuffizienz vorliegt. ACE-Hemmer können dazu beitragen, dass sich die Funktion der Nieren auf Dauer nicht verschlechtert und dadurch Nierenschäden vorgebeugt wird.

Wichtig zu wissen

Wenn Ihnen zu Beginn der Behandlung wegen des niedrigeren Blutdrucks häufiger schwindlig ist oder Sie sich müde fühlen, sollten Sie kein Fahrzeug lenken, keine Maschinen bedienen und keine Arbeiten ohne sicheren Halt verrichten. Alkohol kann die blutdrucksenkende Wirkung von ACE-Hemmern verstärken.

Bei Menschen mit dunkler Hautfarbe kann der Effekt von ACE-Hemmern geringer ausfallen. Andere blutdrucksenkende Wirkstoffe sind dann sinnvoller.

Sehr häufig (bei 20 von 100 Behandelten) verursachen ACE-Hemmer einen unangenehmen Reizhusten, bei Frauen häufiger als bei Männern. Wenn der Husten sehr störend wird, sollten Sie mit dem Arzt sprechen.

ACE-Hemmer bewirken, dass der Kaliumgehalt im Blut ansteigt. Gemeinsam mit kaliumsparenden Diuretika, Sartanen, Aliskiren oder auch kaliumhaltigen Mineralstoffpräparaten kann es zu einer erhöhten Kaliumkonzentration im Blut kommen. Dies ist meist symptomlos. Anzeichen dafür können sein: Empfindungsstörungen, Muskelschwäche sowie ein verlangsamter Herzschlag. Ein ähnlicher Effekt kann auch vorkommen, wenn Sie Ciclosporin (bei Schuppenflechte und rheumatoider Arthritis sowie nach Organtransplantationen), Trimethoprim (bei Harnwegsinfektionen) einnehmen oder Heparine spritzen (bei Thrombosegefahr).

Bei 3 bis 5 von 1000 Behandelten kann das Unterhautgewebe anschwellen. Geschieht dies im Gesicht an Lippen oder Zunge, drohen Atemnot und Erstickungsanfälle. Dann müssen Sie umgehend den Notarzt rufen. Wenn eine derartige Reaktion bereits einmal aufgetreten ist, dürfen Sie keine ACE-Hemmer einnehmen.

Die Mittel können in seltenen Fällen Leberschäden verursachen. Treten Übelkeit,

Erbrechen oder dunkel gefärbter Urin auf und ist der Stuhl auffällig hell, sollten Sie einen Arzt aufsuchen. Wenn sich die Haut gelb färbt, möglicherweise begleitet von starkem Juckreiz am ganzen Körper, müssen Sie sofort einen Arzt kontaktieren.

Wechselwirkungen mit anderen Medikamenten sind möglich. Nichtsteroidale Antirheumatika (NSAR) zum Einnehmen mit Wirkstoffen wie zum Beispiel Indometazin, Ibuprofen oder Diclofenac (bei Schmerzen, Rheuma) schwächen die Wirkung von ACE-Hemmern. Wenn Sie solche Medikamente kontinuierlich einnehmen müssen, sollten Sie den Blutdruck häufiger als gewohnt kontrollieren.

Bei Menschen mit Diabetes können ACE-Hemmer die blutzuckersenkende Wirkung von Insulin und Sulfonylharnstoffen verstärken, sodass eine Unterzuckerung entsteht. Sicherheitshalber sollten Sie die Blutzuckerwerte häufiger als sonst kontrollieren.

ACE-Hemmer lassen die Blutspiegel von Lithium (bei manisch-depressiven Störungen) ansteigen, sodass dieses stärker giftig wirkt. Beide Mittel sollten Sie nicht gleichzeitig anwenden. Ist dies dennoch erforderlich, sollte der Arzt während der Behandlung die Lithiumspiegel im Blut kontrollieren.

ACE-Hemmer sollten Sie nicht gleichzeitig mit Aliskiren oder Sartanen einnehmen. Keinesfalls dürfen Sie ACE-Hemmer mit Aliskiren kombinieren, wenn Sie Diabetes haben oder wenn Ihre Nierenfunktion gestört ist.

Wenn Sie aufgrund einer Insektengiftallergie eine Desensibilisierungsbehandlung erhalten, sollten Sie sicherheitshalber die Einnahme von ACE-Hemmern währenddessen aussetzen, weil ansonsten das Risiko steigt, dass Sie auf das Allergen mit einer überschießenden Immunantwort reagieren, die bis hin zum Kreislaufkollaps führen kann.

Frauen sollten während der Einnahme von ACE-Hemmern ein sicheres Verhütungsmittel anwenden.

Für Kinder und Jugendliche unter 18 Jahren

Kinder ab 6 Jahren oder ab einem Körpergewicht von 20 kg können mit Captopril behandelt werden. Für Enalapril gibt es begrenzte Erfahrungen für Kinder ab etwa 6 Jahren. Lisinopril können Kinder ab 6 Jahren erhalten.

Für Schwangerschaft und Stillzeit

In Schwangerschaft und Stillzeit dürfen Sie keine ACE-Hemmer einnehmen. Wenn Sie in den ersten Wochen einer Schwangerschaft noch ACE-Hemmer eingenommen haben, sollte der Arzt Ihnen schnellstmöglich ein anderes blutdrucksenkendes Medikament verordnen, etwa Methyldopa.

Für ältere Menschen

60+

Weil die Nierenfunktion in dieser Altersgruppe oft beeinträchtigt ist, sollte der Arzt ACE-Hemmer grundsätzlich niedrig dosieren und die Nierenwerte häufiger als sonst kontrollieren.

ACE-Hemmer + Diuretikum

In diesen Präparaten ist ein ACE-Hemmer (Benazepril, Captopril, Cilazapril, Enalapril, Lisinopril, Perindopril, Quinapril, Ramipril) mit einem Diuretikum kombiniert. In den meisten Fällen ist das Diuretikum ein Thiazid (Hydrochloro-thiazid, Indapamid), in einem Fall handelt es sich um ein Schleifendiuretikum (Piretanid).

2 **Benazepril + Hydrochlorothiazid, Captopril + Hydrochlorothiazid, Cilazapril + Hydrochlorothiazid, Enalapril + Hydrochlorothiazid, Lisinopril + Hydrochlorothiazid, Perindopril + Indapamid, Quinapril + Hydrochlorothiazid, Ramipril + Hydrochlorothiazid**
Geeignet bei hohem Blutdruck, wenn dieser mit einer der beiden Einzelsubstanzen allein nicht ausreichend gesenkt werden kann.

3 **Ramipril + Piretanid**
Geeignet bei hohem Blutdruck, wenn dieser mit einer der Einzelsubstanzen allein nicht ausreichend gesenkt werden kann und gleichzeitig die Nierenfunktion eingeschränkt ist.

Weitere wichtige Hinweise zu unerwünschten Wirkungen, zur Anwendung bei Kindern und Jugendlichen, in der Schwangerschaft und Stillzeit sowie bei älteren Menschen finden Sie unter „ACE-Hemmer" und unter „Schleifendiuretika" bzw. unter „Thiazide und thiazidartige Diuretika", siehe Seiten 111, 137 und 140.

ACE-Hemmer + Kalziumantagonist

In diesen Präparaten ist ein ACE-Hemmer (Enalapril, Ramipril, Trandolapril) mit einem Kalziumantagonisten (Amlodipin, Felodipin, Lercanidipin, Nitrendipin, Verapamil) kombiniert.

4 **Enalapril + Lercanidipin, Ramipril + Felodipin, Trandolapril + Verapamil**
Geeignet bei hohem Blutdruck, wenn dieser mit geeigneten Einzelsubstanzen nicht ausreichend gesenkt werden kann.

5 **Enalapril + Nitrendipin, Ramipril + Amlodipin**
Geeignet bei hohem Blutdruck, wenn dieser mit einer der beiden Einzelsubstanzen allein nicht ausreichend gesenkt werden kann.

Wenn der Blutdruck mit einem als „geeignet“ bewerteten Einzelpräparat allein nicht ausreichend gesenkt werden kann, sind die Kombinationen empfehlenswert.

Wichtig zu wissen

Für Kinder und Jugendliche unter 18 Jahren

Für die Anwendung bei Kindern und Jugendlichen unter 18 Jahren liegen keine ausreichenden Daten zur Sicherheit und Wirksamkeit vor.

Für ältere Menschen

Sehr alte und gebrechliche Menschen sollten nicht mit diesen Präparaten behandelt werden. Bei ihnen sollte der Blutdruck erst einmal mit Einzelsubstanzen vorsichtig gesenkt werden.

Weitere wichtige Hinweise zu unerwünschten Wirkungen, zur Anwendung bei Kindern und Jugendlichen, in der Schwangerschaft und Stillzeit sowie bei älteren Menschen finden Sie unter „ACE-Hemmer“ und unter „Kalziumantagonisten“, siehe Seiten 111 und 129.

Aliskiren

Aliskiren bindet das Enzym Renin und hemmt seine Funktion im Organismus, die Blutgefäße zusammenzuziehen, wodurch der Blutdruck ansteigt.

6 Mit Einschränkung geeignet bei hohem Blutdruck, wenn geeignete Einzelsubstanzen nicht eingesetzt werden können. Bislang fehlen Studien, die zeigen, dass Folgeerkrankungen seltener auftreten oder die Sterberate verringert wird.

Vergleichsstudien haben gezeigt, dass Aliskiren den Blutdruck wirksam senken kann. Ob auch Folgeerkrankungen des hohen Blutdrucks verhindert oder die Sterberate verringert werden können, ist noch nicht untersucht. Ebenso fehlen Untersuchungen für die Verträglichkeit bei einer Daueranwendung. Aliskiren ist deshalb bei Bluthochdruck mit Einschränkung empfehlenswert und sollte erst gegeben werden, wenn die als „geeignet“ bewerteten Mittel nicht eingesetzt werden können.

Wichtig zu wissen

Wenn Ihnen zu Beginn der Behandlung wegen des niedrigeren Blutdrucks häufiger schwindlig ist oder Sie sich müde fühlen, sollten Sie kein Fahrzeug lenken, keine Maschinen bedienen und keine Arbeiten ohne sicheren Halt verrichten.

Bei 1 bis 10 von 10 000 Behandelten kommt es vor, dass das Unterhautgewebe anschwillt. Geschieht dies im Gesicht an Lippen oder Zunge, drohen Atemnot und Erstickungsanfälle. Dann müssen Sie umgehend den Notarzt rufen.

Wenn Frauen im gebärfähigen Alter den Wirkstoff einnehmen, sollten sie nicht schwanger werden. Während der gesamten Einnahmezeit sollten Sie ein zuverlässiges Verhütungsmittel benutzen.

Wenn Ihre Nierenfunktion beeinträchtigt ist, besteht die Gefahr, dass sich mit Aliskiren der Kaliumspiegel im Blut zu stark erhöht. Dies ist meist symptomlos. Anzeichen dafür können sein: Muskelschwäche und ein verlangsamter Herzschlag.

Wenn Sie Diabetes haben oder eine eingeschränkte Nierenfunktion und bereits ACE-Hemmer oder Sartane einnehmen, um den Blutdruck zu senken, dürfen Sie Aliskiren nicht zusätzlich anwenden.

Weitere Wechselwirkungen sind möglich. Tabletten mit Ketoconazol (bei Pilzinfektionen) sowie Amiodaron (bei Herzrhythmusstörungen), Clarithromyzin, Erythromyzin oder Telithromyzin (bei bakteriellen Infektionen) und Verapamil (bei koronarer Herzkrankheit oder hohem Blutdruck) verstärken die Wirkung von Aliskiren. Der Blutdruck kann dann stärker absinken und es können auch vermehrt unerwünschte Wirkungen auftreten.

Ciclosporin (nach Organtransplantationen, bei rheumatoider Arthritis oder Psoriasis) und Itraconazol-Tabletten (bei Pilzinfektionen) dürfen Sie nicht gleichzeitig mit Aliskiren einnehmen, weil dann das Medikament zu stark wirkt und ein hohes Risiko für unerwünschte Wirkungen besteht.

Fruchtsäfte (Apfel, Orange, Grapefruit) können die Aufnahme von Aliskiren ins Blut nachweislich verringern. Sie sollten das Mittel deshalb nicht mit diesen Säften einnehmen. Sie sollten Aliskiren sicherheitshalber auch nicht mit Gemüsesäften und Kräutertees einnehmen. Möglicherweise können auch diese Getränke die Aufnahme des Mittels verringern.

Für Kinder und Jugendliche unter 18 Jahren

Mangels Erfahrungen sollten Kinder und Jugendliche nicht mit Aliskiren behandelt werden.

Für Schwangerschaft und Stillzeit

In der Schwangerschaft dürfen Sie den Wirkstoff nicht anwenden, weil er das Ungeborene schädigen kann. Wenn notwendig, wäre Methyldopa eine denkbare Alternative. Auch in der Stillzeit sollten Sie Aliskiren nicht anwenden, weil unklar ist, ob es in die Muttermilch übertritt.

Aliskiren + Diuretikum

In diesem Präparat ist Aliskiren und das Diuretikum Hydrochlorothiazid mit dem Ziel kombiniert, dass der Blutdruck damit noch stärker absinkt als mit einem der Wirkstoffe allein.

7 **Aliskiren + Hydrochlorothiazid**
Mit Einschränkung geeignet bei hohem Blutdruck, wenn dieser mit geeigneten Einzelsubstanzen allein oder deren Kombinationen nicht ausreichend gesenkt werden kann. Dass Aliskiren Folgeerkrankungen und Sterberate verringert, ist nicht ausreichend untersucht.

Dass der Blutdruck stärker absinkt als mit einem der beiden Wirkstoffe allein, ist für *Rasilez HCT* ausreichend nachgewiesen. Dennoch ist das Medikament nur mit Einschränkung geeignet, da für Aliskiren keine Studien vorliegen, in denen geprüft wurde, ob es die Folgeerkrankungen von hohem Blutdruck verhindert.

Wichtig zu wissen

Für Kinder und Jugendliche unter 18 Jahren

Da zur Anwendung von Aliskiren bei Kindern und Jugendlichen unter 18 Jahren keine Erfahrungen vorliegen, sollten sie auch das Kombinationspräparat nicht bekommen.

Für Schwangerschaft und Stillzeit

In der Schwangerschaft dürfen Sie das Medikament nicht anwenden, weil es das Ungeborene schädigen kann. In tierexperimentellen Untersuchungen gingen die Wirkstoffe in die Muttermilch über. Daher dürfen Sie *Rasilez HCT* während der Stillzeit nicht anwenden.

Weitere wichtige Hinweise zu unerwünschten Wirkungen und zur Anwendung bei älteren Menschen finden Sie unter „Aliskiren" und unter „Thiazide und thiazidartige Diuretika", siehe Seiten 114 und 140.

Alpha-1-Rezeptoren-Blocker

Alpha-1-Rezeptoren-Blocker besetzen die Bindungsstellen von Hormonen, die bewirken, dass sich die Muskulatur der Blutgefäße zusammenzieht. Dadurch können die Hormone ihre Wirkung nicht entfalten, die Adern erweitern sich, der Blutdruck sinkt.

8 **Doxazosin, Urapidil**
Mit Einschränkung geeignet bei hohem Blutdruck bei Männern mit einer Störung beim Wasserlassen aufgrund einer vergrößerten Prostata, wenn keine Herzkrankheiten vorliegen.

8 Wenig geeignet bei hohem Blutdruck als alleiniges Mittel oder in Kombination mit einem weiteren Blutdrucksenker, weil unter der Therapie Komplikationen am Herzen (Herzschwäche) auftreten können.

Alpha-1-Rezeptoren-Blocker, oft verkürzt als Alpha-1-Blocker bezeichnet, senken den Blutdruck zuverlässig. Sie werden aber nicht mehr zur Monotherapie bei Bluthochdruck empfohlen, sondern kommen allenfalls als drittes oder viertes Medikament einer Kombinationstherapie infrage. Lediglich bei Männern mit hohem Blutdruck und vergrößerter Prostata sind sie mit Einschränkung empfehlenswert, weil sie die durch die Prostatavergrößerung bedingten Beschwerden beim Wasserlassen positiv beeinflussen können.

Wichtig zu wissen

In den ersten Behandlungswochen und in den ersten 12 bis 24 Stunden, nachdem Sie die Dosis des Medikaments gesteigert haben, dürfen Sie kein Fahrzeug lenken. Es besteht die Gefahr, dass Ihnen plötzlich schwindlig wird oder Sie sogar ohnmächtig werden. Das kann auch bei gleichzeitiger Einnahme von PDE-Hemmern wie Sildenafil, Tadalafil oder Vardenafil (bei Erektionsstörungen) und Alpha-1-Rezeptoren-Blockern wie Tamsulosin, Terazosin oder Alfuzosin (bei vergrößerter Prostata) passieren.

Bei mehr als 10 von 100 Behandelten treten Kopfschmerzen und Müdigkeit auf. Mit Magen-Darm-Beschwerden wie Durchfall, Erbrechen ist bei mehr als 1 von 100 Behandelten zu rechnen, mit verstopfter Nase und Mundtrockenheit bei bis zu 1 von 100 Behandelten.

Bei mehr als 1 von 100 Behandelten kann sich durch die gefäßerweiternde Wirkung Wasser im Gewebe einlagern (Ödeme), vor allem an den Beinen. Wenn die Schwellungen sehr ausgeprägt sind oder sich im Lauf der Behandlung verschlimmern, sollten Sie mit dem Arzt sprechen.

Unter dem Einfluss der Alpha-1-Rezeptoren-Blocker entspannt sich der Blasenboden, was vor allem bei Frauen dazu führen kann, dass der Schließmechanismus der Blase nicht mehr richtig funktioniert. Das lässt sich vermeiden, indem der Arzt die Dosis verringert. Genügt das nicht, sollte er ein anderes blutdrucksenkendes Mittel verordnen.

Die Wirkstoffe können den Herzschlag beschleunigen, was Angina-pectoris-Anfälle auslösen kann. Symptome dafür sind Schmerzen hinter dem Brustbein, die möglicherweise auch in Bauch, Rücken oder Kiefer ausstrahlen. Sie sollten sich in diesem Fall unverzüglich in ärztliche Behandlung begeben.

Bei bis zu 1 von 1 000 behandelten Männern kommt es vor, dass die Mittel eine lang anhaltende, schmerzhafte Erektion (Priapismus) ohne vorhergehende sexuelle Erregung auslösen. Dann ist umgehend ein Arzt aufzusuchen.

Für Kinder und Jugendliche unter 18 Jahren

Da keine Erfahrungen vorliegen, sollten Alpha-1-Rezeptoren-Blocker bei ihnen sicherheitshalber nicht angewendet werden.

Für Schwangerschaft und Stillzeit

Da mit dem Einsatz der Präparate in Schwangerschaft und Stillzeit keine Erfahrungen vorliegen, sollten Sie sie sicherheitshalber nicht anwenden. Als Mittel der Wahl zur Behandlung des hohen Blutdrucks in der Schwangerschaft gilt Methyldopa.

Für ältere Menschen

Die Wirkstoffe sind bei älteren Menschen eher unangebracht. Bei ihnen kann es besonders häufig zu den beschriebenen unerwünschten Wirkungen kommen.

Alpha-2-Agonisten

Alpha-2-Agonisten hemmen die Funktion des sympathischen Nervensystems, was dazu führt, dass weniger Hormone des Nebennierenmarks im Blut zirkulieren, die normalerweise das Herz schneller schlagen und die Muskulatur in der Wand der Blutgefäße zusammenziehen lassen. Wenn diese Wirkungen blockiert werden, sinkt auch der Blutdruck.

9 **Methyldopa**
Geeignet bei hohem Blutdruck in der Schwangerschaft.

10 **Clonidin**
Mit Einschränkung geeignet bei hohem Blutdruck. Nur anzuwenden in Kombination mit anderen Mitteln (vor allem Diuretika). Für eine Monotherapie stehen verträglichere Alternativen zur Verfügung.

11 **Moxonidin**
Mit Einschränkung geeignet bei hohem Blutdruck. Nur anzuwenden in Kombination mit anderen Mitteln (vor allem Diuretika). Es fehlen Studien, die einen Langzeitnutzen zeigen.

Clonidin sollte nur in Kombination mit anderen blutdrucksenkenden Medikamenten angewendet werden, als alleiniges Arzneimittel ist es nur eingeschränkt empfehlenswert. Der Wirkstoff Methyldopa bewirkt ebenfalls, dass das Noradrenalin nicht wirken kann und der Blutdruck sinkt. Da es keine unerwünschten Wirkungen auf das Ungeborene oder den Säugling hat, gilt es allgemein bei Schwangeren mit hohem Blutdruck als empfehlenswertes Mittel, auch weil bei seiner Anwendung rund um die Geburt seltener Hochdruckkrisen auftreten und auch die Rate der Fehlgeburten deutlich vermindert ist. Ansonsten sollte Methyldopa nur in Kombination mit anderen blutdrucksenkenden Präparaten eingesetzt werden. Studien weisen darauf hin, dass es dann die Sterberate senken kann. Bei Moxonidin ist hingegen unklar, ob es die Folgeerkrankungen des hohen Blutdrucks wie einen Herzinfarkt oder Schlaganfall verzögern oder auch verhindern kann. Daher ist es nur eingeschränkt empfehlenswert.

Wichtig zu wissen

Da die Wirkstoffe müde machen, sollten Sie die Anfangsdosis der Tabletten abends vor dem Schlafengehen einnehmen. Wenn Sie vergessen, die Tabletten einzunehmen, schießt der Blutdruck innerhalb von 1 bis 2 Tagen oft schlagartig in die Höhe. Aus diesem Grund darf die Behandlung auch nicht von einem Tag auf den anderen abgebrochen werden.

Häufig können Mundtrockenheit (bei 20 von 100 Behandelten), Kopfschmerzen und Müdigkeit (bei mehr als 10 von 100) vorkommen. Da alle Alpha-2-Agonisten müde machen, sollten Sie während der Einnahme kein Fahrzeug lenken und keine Maschinen bedienen.

Clonidin: Vor allem zu Beginn der Einnahme von Clonidin können Verstopfung (bei bis zu 10 von 100), Übelkeit und Erbrechen vorkommen. 1 bis 5 von 100 Behandelten klagen über Potenzstörungen oder sexuelle Unlust.

Methyldopa: Bei 1 bis 10 von 100 Behandelten verlangsamt sich nach der Einnahme von Methyldopa der Herzschlag stark. Der Wirkstoff kann auch die Wirkung von Medikamenten verstärken, die den Herzschlag verlangsamen, zum Beispiel von Digitalis-Präparaten (bei Herzschwäche). Auch bilden sich bei der Behandlung mit Methyldopa mitunter Wassereinlagerungen, oder es können depressive Verstimmungen auftreten. Bei 1 bis 3 von 100 kommt es in den ersten Behandlungswochen zu Fieber, manchmal auch begleitet von Schüttelfrost. Dies sind meist Zeichen einer Überempfindlichkeit auf den Wirkstoff. Sprechen Sie mit Ihrem Arzt darüber.

Wechselwirkungen mit anderen Medikamenten sind möglich. Alpha-2-Agonisten können die dämpfende Wirkung von Beruhigungsmitteln (bei Angststörungen, Nervosität) verstärken. Auch Alkohol intensiviert diesen Effekt der Alpha-2-Agonisten. Trizyklische Antidepressiva wie Amitriptylin, Clomipramin und Imipramin (bei Depressionen) können die Wirkung von Alpha-2-Agonisten abschwächen. Diese Arzneimittel sollten Sie deshalb nicht gleichzeitig einnehmen.

Für Kinder und Jugendliche unter 18 Jahren

Clonidin kann auch Kindern mit mäßig oder stark erhöhtem Blutdruck in Abhängigkeit vom Körpergewicht gegeben werden. Eine Kombination mit Methylphenidat (bei ADHS) sollte vermieden werden, da erhebliche Nebenwirkungen wie Unruhe, Albträume und Herzrasen auftreten können. Wegen fehlender Erfahrungen sollte Moxonidin nicht bei Kindern und Jugendlichen unter 18 Jahren angewendet werden.

Für Schwangerschaft und Stillzeit

Methyldopa wird vorzugsweise bei hohem Blutdruck in der Schwangerschaft verordnet, weil es sich dabei besonders bewährt hat und auch gut untersucht ist. Es tritt in geringen Mengen in die Muttermilch über. Die Konzentration ist jedoch so gering, dass eine Beeinflussung des Kindes unwahrscheinlich ist. Moxonidin sollte mangels Erfahrung nicht eingesetzt werden. Vorsichtshalber sollten Sie auch Clonidin in der Schwangerschaft nicht anwenden.

Für ältere Menschen

60+ Ältere Menschen reagieren besonders empfindlich auf Clonidin. Methyldopa kann vermehrt zu Müdigkeit, langsamem Herzschlag, niedrigem Blutdruck und Schwindel führen. Beide Arzneimittel sollten Ältere nicht anwenden.

Betablocker

Betablocker werden bei hohem Blutdruck, aber auch bei anderen Herzerkrankungen angewendet. Der genaue Mechanismus, über den sie den Blutdruck senken, ist unklar. In den Nieren bremsen sie die Produktion des blutgefäßverengenden Hormons Renin. Außerdem aktivieren sie die „Druckfühler“ in den Adern, die die Gefäßweite regulieren.

12 Atenolol, Bisoprolol, Carvedilol, Metoprolol, Nebivolol

Geeignet bei hohem Blutdruck, wenn zusätzlich eine koronare Herzkrankheit oder eine Herzschwäche vorliegt, sowie bei Patienten unter 60 Jahren, insbesondere bei schnellem Herzschlag.

12 Mit Einschränkung geeignet bei hohem Blutdruck ohne Begleiterkrankungen, wenn geeignete Einzelsubstanzen nicht eingesetzt werden können. Folgeerkrankungen werden nur in geringerem Ausmaß vermieden.

13 Betaxolol

Mit Einschränkung geeignet bei hohem Blutdruck ohne Begleiterkrankungen, wenn geeignete Einzelwirkstoffe nicht eingesetzt werden können. Das Mittel ist trotz langer Marktzugehörigkeit insgesamt wenig erprobt. Ob Folgeerkrankungen vermieden werden, ist noch nicht ausreichend nachgewiesen.

14 Celiprolol

Mit Einschränkung geeignet bei hohem Blutdruck ohne Begleiterkrankungen, wenn geeignete Einzelsubstanzen nicht eingesetzt werden können. Das Mittel ist trotz langer Marktzugehörigkeit insgesamt wenig erprobt. Ob Folgeerkrankungen vermieden werden, ist noch nicht ausreichend belegt..

15 Propranolol

Mit Einschränkung geeignet bei hohem Blutdruck ohne Begleiterkrankungen, wenn geeignete Einzelsubstanzen nicht eingesetzt werden können. Folgeerkrankungen werden nur in geringerem Ausmaß vermieden.

Es gibt verschiedene Arten von Betablockern: nichtselektive, selektive und ISA-Betablocker. Selektive Wirkstoffe sind Atenolol, Betaxolol, Bisoprolol, Metoprolol und Nebivolol. Sie blockieren weitgehend nur Beta-1-Rezeptoren und wirken dadurch überwiegend am Herzen und in der Niere. Nichtselektive Betablocker wie Propranolol besetzen immer zusätzlich auch Beta-2-Rezeptoren, sie wirken also auch an der Lunge und können das Atmen beeinträchtigen. Celiprolol blockiert einerseits die Beta-1-Rezeptoren und stimuliert andererseits die Beta-2-Rezeptoren, wodurch die Bronchien erweitert werden. Es ist demnach zu erwarten, dass dieser Wirkstoff die Atemfunktion weniger beeinträchtigt.

Carvedilol wirkt wie ein nichtselektiver Betablocker und zusätzlich wie ein Alpha-1-Rezeptorenblocker. Es blockiert nicht nur Beta-1- und Beta-2-Rezeptoren, sondern weitere Andockstellen. Insgesamt bewirkt es, dass die Blutgefäße sich nicht verengen, sondern erweitern. Dieser Effekt trägt zur blutdrucksenkenden Wirkung bei.

Die Abkürzung ISA bedeutet, dass der Wirkstoff in gewissem Ausmaß die Funktion des Adrenalins oder Noradrenalins nachahmt und der Herzschlag nicht so stark verlangsamt wird. Bei hohem Blutdruck sollten bevorzugt Substanzen eingesetzt werden, die selektiv nur Beta-1-Rezeptoren blockieren und keine ISA-Aktivität haben. Dazu gehören die Wirkstoffe Atenolol, Bisoprolol und Metoprolol.

Offensichtlich können Betablocker bei Menschen über 60 Jahren mit erhöhtem Blutdruck ohne Begleiterkrankungen Komplikationen wie einen Schlaganfall weniger gut verhindern als Diuretika oder Kalziumantagonisten. Bei Unter-60-Jährigen, die einen hohen Blutdruck ohne weitere Krankheiten aufweisen, sind die Betablocker Atenolol, Bisoprolol, Carvedilol, Metoprolol, Nebivolol und Propranolol zur Behandlung des hohen Blutdrucks wirksam, vor allem wenn das Herz sehr schnell schlägt.

Die Wirkstoffe Betaxolol und Celiprolol sind mit Einschränkung empfehlenswert. Sie sind trotz langer Marktzugehörigkeit insgesamt wenig erprobt. Ob Folgeerkrankungen vermieden werden, ist noch nicht ausreichend nachgewiesen.

Wichtig zu wissen

Betablocker sollten Sie anfangs in niedriger Dosis einnehmen, da unerwünschte Wirkungen bei höheren Dosierungen häufiger auftreten. Betablocker dürfen Sie nie von einem auf den anderen Tag absetzen, weil dann Herzschlag und Blutdruck schlagartig in die Höhe schießen können.

Die Wirkstoffe können den Herzschlag stark verlangsamen. Wenn Ihr Herz bereits sehr langsam schlägt, dürfen Sie keine Betablocker anwenden. Medikamente, die die Herzschlagfrequenz senken, sollten nicht oder nur sehr vorsichtig mit Betablockern kombiniert werden, sonst wird der Herzschlag zu langsam. Zu diesen Mitteln gehören Digitalis-Wirkstoffe (bei Herzschwäche), die Kalziumantagonisten Verapamil, Diltiazem und Gallopamil, Clonidin (alle ebenfalls bei hohem Blutdruck) sowie Antiarrhythmika wie Amiodaron, Dronedaron, Flecainid und Propafenon (bei Herzrhythmusstörungen). Der Kalziumantagonist Verapamil darf auf keinen Fall gespritzt werden, wenn Sie Betablocker anwenden, weil es dann zum Herzstillstand kommen kann.

Wenn Ihnen wegen des niedrigeren Blutdrucks häufiger schwindlig ist oder Sie sich oft müde fühlen, sollten Sie kein Fahrzeug lenken, keine Maschinen bedienen und keine Arbeiten ohne sicheren Halt verrichten.

Wenn Sie unter Asthma oder einer chronischen Bronchitis leiden, dürfen Sie Betablocker nicht anwenden. Soll bei Bluthochdruck mit einer Zusatzerkrankung wie Herzschwäche dennoch ein Behandlungsversuch gemacht werden, muss der Arzt immer einen selektiven Betablocker wählen, damit die verengende Wirkung auf die Bronchien so gering wie möglich bleibt.

Es kann sein, dass Sie nachts mehr und intensiver träumen (auch Albträume). Wenn Sie dies als sehr störend empfinden, sollten Sie mit dem Arzt sprechen. Möglicherweise bringt der Wechsel zu einem anderen Betablocker Besserung. In Einzelfällen können Potenzstörungen auftreten oder das sexuelle Verlangen kann nachlassen.

Nach längerem Fasten oder bei schwerer körperlicher Belastung kann der Blutzucker stark absinken (Unterzuckerung). Die dann auftretenden Symptome wie Zittrigkeit, Herzrasen, Schweißausbruch, Angst und Unruhe werden durch die Wirkung der Betablocker verschleiert. Dann wird eine Unterzuckerung oft nicht rechtzeitig erkannt. Dies wird besonders gefährlich, wenn Sie Diabetes haben und mit blutzuckersenkenden Medikamenten behandelt werden.

Wenn Sie Durchblutungsstörungen an Händen oder Füßen haben, bei denen die Finger oder Zehen weiß und gefühllos werden, können sich diese Beschwerden verschlimmern.

Mittel aus dieser Wirkstoffgruppe können Haarausfall auslösen. Dieser lässt meist wieder nach, sobald das Medikament abgesetzt wird.

Bei stark übergewichtigen Menschen mit hohen Blutfettwerten und Insulinresistenz (die Körperzellen sprechen dabei auf das noch von den Inselzellen der Bauchspeicheldrüse ausgeschüttete Insulin nicht mehr gut an) können Betablocker – insbesondere wenn bereits ein Thiaziddiuretikum eingenommen wird – das Risiko für Diabetes erhöhen. Bei diesen Personen sollten die Mittel nicht kombiniert eingesetzt werden.

Weitere Wechselwirkungen mit anderen Medikamenten sind möglich. Nichtsteroidale Antirheumatika (z. B. Diclofenac, Ibuprofen, Indometazin, bei Schmerzen, Rheuma) und Coxibe (Celecoxib und Etoricoxib, bei Arthrose und rheumatoider Arthritis) schwächen bei dauerhafter Anwendung die Wirkung von Betablockern.

Für Kinder und Jugendliche unter 18 Jahren

Für den Einsatz bei Kindern zur Behandlung des hohen Blutdrucks ist derzeit nur Metoprololsuccinat zugelassen.

Für Schwangerschaft und Stillzeit

Einige Betablocker können Sie auch in der Schwangerschaft anwenden, wenn Sie bereits vorher hohen Blutdruck hatten. Für Metoprolol liegen dabei die meisten Erfahrungen vor. 2 bis 3 Tage vor dem wahrscheinlichen Geburtstermin sollten die Medikamente aber abgesetzt werden, weil sonst beim Neugeborenen der Blutdruck zu niedrig ist und das Herz zu langsam schlägt. Methyldopa ist eine empfehlenswerte Alternative. Betablocker gehen in die Muttermilch über. Wenn Sie in der Stillzeit mit einem Betablocker behandelt werden müssen, sollte der Arzt Medikamente mit Metoprolol verschreiben, weil damit auch hier die meisten Erfahrungen vorliegen.

60+ Für ältere Menschen

Prinzipiell sollte der Arzt die Dosis der Betablocker bei älteren Menschen nur sehr langsam steigern, um die Gefahr von unerwünschten Wirkungen zu verringern.

Betablocker + Diuretikum

In diesen Präparaten ist ein Betablocker (Atenolol, Bisoprolol oder Metoprolol) mit einem Diuretikum (Chlortalidon oder Hydrochlorothiazid) kombiniert.

16 **Atenolol + Chlortalidon, Bisoprolol + Hydrochlorothiazid, Metoprolol + Hydrochlorothiazid**

Geeignet bei hohem Blutdruck, wenn dieser mit einer der beiden Einzelsubstanzen allein nicht ausreichend gesenkt werden kann.

Kombinationspräparate aus Betablockern und Thiaziddiuretika bieten sich an, wenn einer der Wirkstoffe allein nicht genügt, um den Blutdruck ausreichend zu senken. In diesen Fällen sind die Kombinationen empfehlenswert. Wenn Sie aber an Diabetes leiden oder übergewichtig sind, sollten Sie eher auf diese Mittel verzichten. Sie können die Blutzuckerwerte verändern.

Weitere wichtige Hinweise zur Anwendung, zu unerwünschten Wirkungen, zur Anwendung bei Kindern und Jugendlichen, in der Schwangerschaft und Stillzeit sowie bei älteren Menschen finden Sie unter „Betablocker" und unter „Thiazide und thiazidartige Diuretika", siehe Seiten 120und 140.

Betablocker + Diuretikum + gefäßerweiterndes Mittel

Dieses Präparat kombiniert den Betablocker Atenolol mit dem thiazidähnlichen Diuretikum Chlortalidon und dem gefäßerweiternden Wirkstoff Hydralazin.

17 Atenolol + Chlortalidon + Hydralazin

Mit Einschränkung geeignet bei hohem Blutdruck. Nur anzuwenden, wenn dieser mit geeigneten Einzelsubstanzen, Zweierkombinationen oder Dreierkombinationen nicht ausreichend gesenkt werden kann.

Betablocker wirken dem sonst bei gefäßerweiternden Mitteln häufiger auftretendem Herzrasen entgegen. Die Diuretika verhindern, dass sich Ödeme bilden. Eine Kombination dieser Wirkstoffe ist selten erforderlich und nur bei sehr wenigen Menschen sinnvoll.

Weitere wichtige Hinweise zur Anwendung, zu unerwünschten Wirkungen, zur Anwendung bei Kindern und Jugendlichen, in der Schwangerschaft und Stillzeit sowie bei älteren Menschen finden Sie unter „Betablocker", unter „Gefäßerweiterndes Mittel" und unter „Thiazide und thiazidartige Diuretika", siehe Seiten 120, 125 und 140.

Betablocker + Kalziumantagonist

In diesen Präparaten sind die Betablocker Atenolol oder Metoprolol mit den Kalziumantagonisten Felodipin oder Nifedipin kombiniert.

18 Atenolol + Nifedipin, Metoprolol + Felodipin, Metoprolol + Nifedipin

Geeignet bei hohem Blutdruck, wenn dieser mit geeigneten Einzelsubstanzen nicht ausreichend gesenkt werden kann.

Die Präparate sind zur Behandlung von hohem Blutdruck empfehlenswert, wenn der Blutdruck mit als „geeignet" bewerteten Einzelsubstanzen nicht ausreichend gesenkt werden kann. Herzrasen kommt bei diesen Kombinationspräparaten seltener vor als bei einer alleinigen Behandlung mit Kalziumantagonisten vom Nifedipin-Typ.

Betablocker bremsen den vorkommenden Anstieg der Herzfrequenz.

Bei den Mitteln mit Nifedipin handelt es sich um retardierte Präparate mit verzögerter Wirkstofffreisetzung.

Weitere wichtige Hinweise zur Anwendung, zu unerwünschten Wirkungen, zur Anwendung bei Kindern und Jugendlichen, in der Schwangerschaft und Stillzeit sowie bei älteren Menschen finden Sie unter „Betablocker“ und unter „Kalziumantagonisten“, siehe Seiten 120 und 129.

Gefäßerweiternde Mittel

Dihydralazin verringert die Spannung in der glatten Muskulatur der Arterienwand kleiner Blutgefäße in Armen und Beinen. Dadurch erweitern sich diese und der Widerstand, gegen den das Herz das Blut durch den Kreislauf pumpt, nimmt ab. Der Blutdruck sinkt. Minoxidil wirkt ähnlich. Die Kehrseite der gefäßerweiternden Wirkung dieser Mittel ist, dass sich gleichzeitig die Herzfrequenz erhöht, sodass das Herz schneller schlägt. Auch stimulieren die Wirkstoffe das sympathische Nervensystem, wodurch die Nieren verstärkt Natrium zurückhalten. Durch die erhöhte Salzkonzentration im Gewebe lagert sich vermehrt Wasser ein.

19 Dihydralazin

Mit Einschränkung geeignet bei hohem Blutdruck. Nur in Kombination mit anderen Mitteln, wenn der Blutdruck mit geeigneten Einzelsubstanzen oder deren Kombinationen nicht ausreichend gesenkt werden kann. Es fehlen Studien, die zeigen, dass Folgeerkrankungen seltener auftreten oder die Sterberate verringert wird.

20 Minoxidil

Mit Einschränkung geeignet bei hohem Blutdruck. Nur in ständiger Kombination mit einem Betablocker und einem Diuretikum, wenn geeignete Einzelsubstanzen oder Kombinationen nicht ausreichend wirken oder nicht vertragen werden. Es fehlen Studien, die zeigen, dass Folgeerkrankungen seltener auftreten oder die Sterberate verringert wird.

Ob durch die Mittel auch Folgeerkrankungen des hohen Blutdrucks wie Herzschwäche, Herzinfarkt und Schlaganfall verhindert oder die Sterberate gesenkt werden kann, ist noch nicht nachgewiesen. Daher sind Dihydralazin und Minoxidil nur eingeschränkt empfehlenswert.

Wichtig zu wissen

Wenn Sie die gefäßerweiternden Medikamente allein einnehmen, besteht ein hohes

Risiko für unerwünschte Wirkungen auf Herz und Kreislauf. Die unerwünschten Wirkungen lassen sich ausgleichen oder ganz vermeiden, wenn Dihydralazin und Minoxidil mit einem Betablocker (zur Verlangsamung des beschleunigten Herzschlags) und einem Diuretikum (zum Ausschwemmen des eingelagerten Wassers) kombiniert werden. Nur in dieser Kombination sind beide Mittel bei hohem Blutdruck einzusetzen, und auch nur dann, wenn dieser mit besser verträglichen Mitteln oder Kombinationen daraus nicht ausreichend gesenkt werden kann.

Besonders zu Beginn der Behandlung kommt es häufig (bei bis zu 10 von 100 Behandelten) zu einer starken Blutdrucksenkung mit Schwindelanfällen, Übelkeit oder einer kurzen Ohnmacht. Sie sollten dann kein Fahrzeug lenken und keine Maschinen bedienen. Es ist empfehlenswert, die Dosis zu Beginn sehr niedrig zu wählen und nur langsam bis zur angestrebten Menge zu erhöhen.

Zu Behandlungsbeginn und bei zu rascher Steigerung der Dosis können Angina-pectoris-Beschwerden einsetzen. Anzeichen dafür sind Schmerzen hinter dem Brustbein, die in Bauch, Rücken und Kiefer ausstrahlen können. Wenn Sie Dihydralazin oder Minoxidil gemeinsam mit einem Betablocker einnehmen, ist das Risiko für diese unerwünschte Wirkung geringer .

Bei Dihydralazin treten bei bis zu 10 von 100 Behandelten Magen-Darm-Beschwerden auf wie Appetitmangel, Übelkeit, Erbrechen, Durchfall sowie Kopfschmerzen und Hitzewallungen im Gesicht. Auch bei Minoxidil kann es zu Übelkeit und Magenbeschwerden kommen.

Minoxidil verstärkt den Haarwuchs, eher feine Körperhaare werden länger, dichter und dunkler. Die vor allem Frauen störende Nebenwirkung vergeht, wenn das Mittel abgesetzt wird. Wenn die Haut sich rötet und juckt und sich zudem Bläschen bilden, können dies erste Anzeichen für sehr schwerwiegende Reaktionen auf das Arzneimittel sein. Setzen Sie die Arzneimittel dann ab und suchen Sie Ihren Arzt auf.

Wenn Sie eine unerklärliche Gewichtszunahme, Wassereinlagerungen an Armen und Beinen feststellen oder das Gesicht aufgedunsen wirkt, sollte der Arzt die Dosis von Dihydralazin und Minoxidil verringern oder die begleitende Diuretikagabe erhöhen..

Für Kinder und Jugendliche unter 18 Jahren

Bei Kindern sollten beide Arzneimittel nicht angewendet werden, weil damit keine ausreichenden Erfahrungen vorliegen.

Für Schwangerschaft und Stillzeit

Als Mittel der Wahl zur Behandlung des hohen Blutdrucks in der Schwangerschaft gilt Methyldopa, da es für diesen Wirkstoff Langzeituntersuchungen über mögliche Spätfolgen bei den Kindern gibt. Dihydralazin sollte nach Herstellerangaben nicht in den ersten 3 Schwangerschaftsmonaten eingenommen werden. Ob Minoxidil das Ungeborene schädigen kann, ist unklar. Während der Stillzeit sollten Sie beide Arzneimittel sicherheitshalber nicht einnehmen, da sie in die Muttermilch übergehen und unklar ist, ob dies für den gestillten Säugling eine Gefahr darstellt.

60+ Für ältere Menschen
Bei ihnen kommt es besonders häufig zu den beschriebenen unerwünschten Wirkungen. Das gilt vor allem bei bereits bestehender koronarer Herzkrankheit mit Angina pectoris oder nach überstandenem Herzinfarkt.

Kaliumsparendes Diuretikum

Diuretika führen dazu, dass der Körper vermehrt Wasser ausscheidet. Dadurch verringert sich die Blutmenge und das Herz pumpt weniger Blut in den Kreislauf, wodurch der Blutdruck sinkt.

21 Spironolacton
Geeignet bei hohem Blutdruck, wenn dieser auf eine Überproduktion des Hormons Aldosteron zurückgeht oder auch mit einer Kombination aus drei Blutdrucksenkern nicht ausreichend gesenkt werden kann.

Kaliumsparende Diuretika halten Kalium im Körper zurück. Der unerwünschte Kaliumverlust entfällt bei ihnen. Spironolacton gehört ebenfalls in diese Gruppe und wird bei hohem Blutdruck nur gegeben, wenn die Nebennieren übermäßig viel Aldosteron produzieren oder wenn der Blutdruck selbst mit einer Kombination aus drei blutdrucksenkenden Wirkstoffen nicht ausreichend abgesenkt werden kann. Weitere gängige Kaliumsparer sind Amilorid und Triamteren. Beide werden vor allem in Kombinationspräparaten eingesetzt (siehe „Zwei Diuretika" auf Seite 142).

Wichtig zu wissen

Wenn Sie kurzsichtig sind, kann sich diese Sehstörung durch die Anwendung von Diuretika weiter verschlechtern. Dann müssen Sie Ihre Sehhilfe anpassen lassen.

Mundtrockenheit, Durst, Schwäche- und Schwindelgefühle, Muskelschmerzen und -krämpfe sowie Kopfschmerzen können Anzeichen von übermäßigem Salz- und Flüssigkeitsverlust sein, der vor allem bei hoher Dosierung der Diuretika auftreten kann. Achten Sie darauf, dass Sie genügend trinken, mindestens 1,5 bis 2 Liter täglich. Es sei denn, Sie haben eine Herzschwäche, dann muss die Menge geringer sein. Alkohol kann die blutdrucksenkende Wirkung verstärken.

Wenn der Körper sehr viel Flüssigkeit ausscheidet, kann das Blut „eindicken" und die Gefahr für Thrombosen und Embolien wächst. Wenn Krämpfe oder Verwirrtheit mit zeitlicher und räumlicher Desorientierung auftreten oder Sie nur noch sehr wenig Urin ausscheiden, sollten Sie umgehend einen Arzt aufsuchen.

Bei mehr als 1 von 100 Behandelten steigt der Harnsäurespiegel im Blut an, es kann zu einem Gichtanfall kommen (typische erste Anzeichen: Schwellung und Schmerzen im Großzehen- oder Daumengrundgelenk).

Bei 1 bis 10 von 100 Spironolacton-Behandelten schwillt die Brustdrüse an und schmerzt (bei Frauen und Männern), bei Frauen können Menstruationsstörungen vorkommen. Die Symptome verschwinden wieder, wenn Sie das Medikament absetzen. Bei Frauen kann sich die Stimme vertiefen oder heiser werden. Am Körper können vermehrt Haare wachsen. Männer können impotent werden. Sprechen Sie mit Ihrem Arzt über diese Symptome.

Wenn Sie hohes Fieber und Schüttelfrost bekommen, sollten Sie unverzüglich den Arzt rufen, das Gleiche gilt, wenn Sie Blut im Stuhl oder Urin feststellen oder kaffeesatzartig erbrechen. Beides weist auf eine gravierende Störung der Blutbildung hin.

Spironolacton kann in Einzelfällen die Leber schwer schädigen und eine Gelbsucht auslösen. Wenn sich die Haut gelb färbt und Sie zusätzlich einen starken Juckreiz am ganzen Körper verspüren, sollten Sie sofort einen Arzt aufsuchen.

Wie alle Diuretika verstärkt Spironolacton die Wirkung anderer blutdrucksenkender Medikamente. Insbesondere in Kombination mit ACE-Hemmern oder Sartanen sinkt der Blutdruck deutlich ab. Amilorid und Spironolacton bewirken, dass der Kaliumspiegel im Blut stark ansteigt, vor allem gemeinsam mit ACE-Hemmern, Sartanen oder kaliumhaltigen Mineralstoffpräparaten (Stärkungs- und Nahrungsergänzungsmittel). Anzeichen dafür können fehlen oder es können Empfindungsstörungen, Muskelschwäche sowie verlangsamter Herzschlag auftreten.

Außerdem drohen Herzrhythmusstörungen. Spironolacton kann die unerwünschten Wirkungen von Digitalis verstärken, weil es den Abbau von Digitalis-Präparaten hemmt.

Weitere Wechselwirkungen sind mit nichtsteroidalen Antirheumatika wie Ibuprofen oder Indometazin (bei Schmerzen, Rheuma) möglich, das Risiko für eine verschlechterte Nierenfunktion bis hin zum akuten Nierenversagen steigt. Diuretika lassen die Blutspiegel von Lithium (bei manisch-depressiven Störungen) ansteigen, Nebenwirkungen können stärker werden. Die Arzneimittel sollten Sie nicht gleichzeitig anwenden.

Wenn Ihre Nieren nicht richtig arbeiten, dürfen Sie nur Schleifendiuretika oder Xipamid einnehmen.

Für Kinder und Jugendliche unter 18 Jahren

Bei Kindern erfolgt die Dosierung nach dem Körpergewicht.

Für Schwangerschaft und Stillzeit

Alle Diuretika sind in der Schwangerschaft möglichst zu meiden, allenfalls kann Hydrochlorothiazid eingesetzt werden. Besser sind andere Blutdrucksenker wie Methyldopa. Bei stillenden Frauen hemmen Diuretika in hoher Dosierung die Milchbildung. Deshalb sollten Sie während der Stillzeit möglichst keine Diuretika einnehmen, allenfalls Hydrochlorothiazid in der geringstmöglichen Dosis.

60+ Für ältere Menschen

Bei älteren Menschen steigt das Risiko für unerwünschte Wirkungen, insbesondere auf den Elektrolyt- und Wasserhaushalt. Sie trinken oft zu wenig, sodass der Körper leicht austrocknet. Kontinuierliche Kontrollen der Blutwerte sind daher erforderlich.

Kalziumantagonisten

Kalziumantagonisten sind Gegenspieler zu Kalzium, das an den glatten Muskelzellen der inneren Organe wirkt. Wenn Kalzium in die Muskelzellen einströmt, ziehen sie sich zusammen, sodass sich die Ader verengt. Kalziumantagonisten verhindern dies, sodass die Blutgefäße weitgestellt bleiben. Dadurch verringert sich der Widerstand, gegen den das Herz das Blut durch den Kreislauf pumpt. Der Blutdruck sinkt.

22 **Amlodipin, Nitrendipin**
Geeignet bei hohem Blutdruck.

23 **Diltiazem, Felodipin, Isradipin, Lercanidipin, Manidipin, Nifedipin mit verzögerter Freisetzung, Nilvadipin, Nisoldipin, Verapamil**
Geeignet bei hohem Blutdruck in Kombination mit anderen Wirkstoffen (z. B. Diuretika, ACE-Hemmer).

23 Mit Einschränkung geeignet bei hohem Blutdruck als alleiniges Präparat, wenn geeignete Mittel nicht eingesetzt werden können. Folgeerkrankungen werden nur in geringerem Ausmaß vermieden oder dies wurde bisher nicht ausreichend untersucht.

24 **Nifedipin mit schneller Freisetzung**
Wenig geeignet bei hohem Blutdruck für die Dauerbehandlung, weil es sich um einen kurzwirkenden Kalziumantagonisten vom Nifedipin-Typ handelt und das Mittel nicht retardiert ist. Es besteht ein erhöhtes Risiko für Herz-Kreislauf-Ereignisse.

Es gibt zwei Arten von Kalziumantagonisten. Die einen ähneln in ihrer Wirkung dem Verapamil. Deshalb werden diese Wirkstoffe als Kalziumantagonisten vom Verapamil-Typ bezeichnet. Hierzu gehört neben Verapamil noch Diltiazem. Alle anderen Wirkstoffe leiten sich von Nifedipin ab und gelten deshalb als Kalziumantagonisten vom Nifedipin-Typ.

Substanzen vom Verapamil-Typ senken nicht nur den Blutdruck, sondern verlangsamen auch den Herzschlag. Kalziumantagonisten vom Nifedipin-Typ dagegen wirken überwiegend auf die Blutgefäße und beschleunigen den Herzschlag eher, nur bei den länger wirkenden Substanzen wie beispielsweise Amlodipin und Nitrendipin sowie bei Retardpräparaten ist das nicht der Fall. Bei hohem Blutdruck sollten in erster Linie Amlodipin oder Nitrendipin aus der Gruppe der Kalziumantagonisten vom Nifedipin-Typ eingesetzt werden. Beide Wirkstoffe verringern das Risiko, eine Herz-Kreislauf-Erkrankung zu bekommen, sowie die Wahrscheinlichkeit, daran zu sterben.

Wichtig zu wissen

Wichtig ist, dass Sie die Mittel – angepasst an Ihren persönlichen Blutdruckverlauf innerhalb eines Tages –, möglichst immer zur gleichen Zeit einnehmen.

Das Zahnfleisch kann sich verdicken, bluten oder sich entzünden, vor allem wenn Sie gleichzeitig Medikamente einnehmen, die das Immunsystem unterdrücken (z.B. Ciclosporin, nach Organtransplantationen). Suchen Sie dann einen Zahnarzt auf.

Bei bis zu 10 von 100 Behandelten kann es durch Kalziumantagonisten vom Nifedipin-Typ zu Kopfschmerzen oder zu einem aufsteigenden Wärmegefühl kommen, insbesondere zu Beginn der Behandlung. 6 bis 8 von 100 Behandelten bekommen bei Kalziumantagonisten vom Verapamil-Typ Verstopfung, 1 bis 2 von 100 Kopfschmerzen.

Durch die gefäßerweiternde Wirkung kann sich verstärkt Wasser im Gewebe einlagern, vor allem an den Füßen und Unterschenkeln und insbesondere bei hoher Umgebungstemperatur. Bei manchen Wirkstoffen sind bis zu 2 von 10 Behandelten davon betroffen. Wenn die Schwellungen sehr ausgeprägt sind oder sich deutlich verschlimmern, sollten Sie mit dem Arzt sprechen.

Grapefruits und Grapefruitsaft verstärken die Wirkungen beim Kalziumantagonisten vom Nifedipin-Typ und von Verapamil und damit auch die blutdrucksenkende Wirkung. Verapamil kann zudem die Wirkung von Alkohol verstärken. Wenn Sie sich zu Behandlungsbeginn schwindlig oder müde fühlen, sollten Sie kein Fahrzeug lenken und keine Maschinen bedienen.

Insbesondere zu Beginn der Behandlung können vor allem durch Mittel vom Nifedipin-Typ Angina-pectoris-Anfälle auftreten, oder eine bereits bestehende Angina pectoris kann sich verstärken (Schmerzen hinter dem Brustbein, die möglicherweise auch in Bauch, Rücken oder Kiefer ausstrahlen). Kalziumantagonisten vom Verapamil-Typ dürfen Sie nicht einnehmen, wenn Sie bereits einen Herzinfarkt mit Komplikationen hatten, wenn Sie ein schwaches Herz haben oder Ihr Herz krankhaft langsam schlägt.

Manidipin kann eine Parkinsonkrankheit verschlimmern. Falls sich die damit verbundenen Symptome verstärken, sollten Sie einen Arzt aufsuchen.

Wenn Sie schwanger werden wollen, sollte der Arzt Ihnen vorsichtshalber z. B. Methyldopa als besser erprobtes Medikament zur Blutdrucksenkung verordnen.

Die Kombination von Kalziumantagonisten vom Verapamil-Typ mit anderen Medikamenten, die den Herzschlag verlangsamen, kann die Herzfrequenz besonders stark bis hin zum Herzstillstand absinken lassen. Dazu gehören Betablocker wie zum Beispiel Metoprolol oder Propranolol (ebenfalls bei hohem Blutdruck) oder Antiarrhythmika wie z .B. Amiodaron, Dronedaron oder Flecainid (bei Herzrhythmusstörungen). Wenn Sie Diltiazem oder Verapamil einnehmen, dürfen Sie deshalb keinesfalls gleichzeitig einen Betablocker gespritzt bekommen.

Kalziumantagonisten vom Verapamil-Typ verstärken die Wirkung von Digitalis-Glykosiden (bei Herzschwäche).

Für Kinder und Jugendliche unter 18 Jahren

Für Amlodipin liegen Erfahrungen für Kinder zwischen 6 und 17 Jahren vor. Nifedipin ist zwar nicht für die Anwendung bei Kindern zugelassen, wird dort aber seit Langem eingesetzt, insbesondere in Kombination mit anderen blutdrucksenkenden Medikamenten.

Für Schwangerschaft und Stillzeit

Kalziumantagonisten sollten möglichst nicht eingesetzt werden, bis auf retardiertes Nifedipin, das in der Schwangerschaft als Reservemittel gilt. Das gilt auch für die Stillzeit.

Es liegen nur wenige Erfahrungen für den Einsatz von Diltiazem während der Schwangerschaft vor. Im Tierversuch ergeben sich Hinweise auf Fehlbildungen beim Ungeborenen. Diltiazem geht in die Muttermilch über.

Für Verapamil liegen ebenso nur wenige Erfahrungen für die Anwendung während Schwangerschaft und Stillzeit vor. Daher sollte als Mittel der Wahl zur Behandlung des hohen Blutdrucks in diesen Zeiten zum Beispiel Methyldopa angewendet werden.

Für ältere Menschen

Lang wirkende Kalziumantagonisten wie Amlodipin und Nitrendipin in möglichst niedriger Dosierung gelten insbesondere bei älteren Menschen als Mittel der Wahl zur Behandlung des hohen Blutdrucks. Nichtretardierte Zubereitungen von Nifedipin können bei älteren Menschen dagegen zu einer erhöhten Sterberate führen.

Kalziumantagonist + Diuretikum

In diesem Präparat ist der Kalziumantagonist Verapamil mit dem Diuretikum Hydrochlorothiazid kombiniert.

25 **Verapamil + Hydrochlorothiazid**
Geeignet bei hohem Blutdruck, wenn dieser mit geeigneten Einzelsubstanzen nicht ausreichend gesenkt werden kann.

Wenn der Blutdruck mit einem als „geeignet" erachteten Medikament allein nicht ausreichend gesenkt werden kann, ist die Kombination empfehlenswert.

Weitere wichtige Hinweise zur Anwendung, zu unerwünschten Wirkungen, zur Anwendung bei Kindern und Jugendlichen, in der Schwangerschaft und Stillzeit sowie bei älteren Menschen finden Sie unter „Kalziumantagonisten" und unter „Thiazide und thiazidartige Diuretika", siehe Seiten 129 und 140.

Sartane

Sartane verhindern die Wirkung des die Blutgefäße verengenden Hormons Angiotensin II, indem sie bestimmte Rezeptoren für dieses Hormon besetzen. Dadurch sinkt der Blutdruck.

26 **Candesartan, Eprosartan, Irbesartan, Losartan, Telmisartan, Valsartan**
Geeignet bei hohem Blutdruck, wenn ACE-Hemmer z. B. wegen chronischen Reizhustens nicht vertragen werden.

27 **Azilsartan**
Auch geeignet bei hohem Blutdruck. Noch wenig erprobtes Mittel.

28 **Olmesartan**
Mit Einschränkung geeignet bei hohem Blutdruck, wenn ACE-Hemmer z. B. wegen chronischen Reizhustens nicht vertragen werden. Olmesartan wirkt nicht besser als andere Sartane, es gibt aber Hinweise auf eine schlechtere Verträglichkeit.

Sartane sind den schon länger bewährten ACE-Hemmern wahrscheinlich gleichwertig, ein Langzeitnutzen ist aber bislang nicht bei allen Sartanen gleich gut untersucht sowie belegt. Die meisten Sartane sind zur Behandlung von hohem Blutdruck empfehlenswert, wenn unter der Einnahme von ACE-Hemmern Husten als Nebenwirkung aufgetreten ist. Azilsartan gilt als auch empfehlenswert, weil es erst wenig erprobt ist. Olmesartan ist nur mit Einschränkung empfehlenswert, weil es möglicherweise schlechter vertragen wird.

Wichtig zu wissen

Häufig treten Kopfschmerzen (bei etwa 10 von 100 Behandelten), Müdigkeit (bei etwa 1 von 100), Magen-Darm-Beschwerden wie Bauchschmerzen, Übelkeit, Durchfall (bei 1 bis 10 von 100) auf. Wenn Ihnen zu Beginn der Behandlung wegen des niedrigeren Blutdrucks häufig schwindlig ist oder Sie sich müde fühlen, sollten Sie kein Fahrzeug lenken und keine Maschinen bedienen.

Bei 1 bis 10 von 10000 Behandelten kann es vorkommen, dass das Unterhautgewebe anschwillt. Geschieht dies im Gesicht an Lippen oder Zunge, drohen Atemnot und Erstickungsanfälle. Dann müssen Sie umgehend den Notarzt rufen. Wenn eine derartige Reaktion einmal aufgetreten ist, dürfen Sie zukünftig keine Sartane mehr einnehmen. Da solche Angioödeme über einen vergleichbaren Mechanismus auch bei der Einnahme von ACE-Hemmern entstehen können, kommen auch diese als Ersatzmedikamente nicht infrage.

Bei leichten Nieren- oder Lebererkrankungen braucht die Dosis nicht verringert zu werden. Wenn die Funktion Ihrer Leber aber stark eingeschränkt ist, dürfen Sie Sartane nicht einnehmen.

Bei dunkelhäutigen Menschen kann der blutdrucksenkende Effekt geringer ausfallen, weil bei ihnen das Blut generell weniger Renin enthält, sodass auch weniger Angiotensin I und II gebildet wird. Andere blutdrucksenkende Wirkstoffe sind dann sinnvoller.

Wenn Sie zusätzlich zu einem hohen Blutdruck noch Diabetes haben oder Ihre Nieren eingeschränkt funktionieren, dürfen Sie Sartane nicht gemeinsam mit Aliskiren (ebenfalls bei hohem Blutdruck) einnehmen, weil dann unter anderem vermehrt Schlaganfälle beobachtet wurden. Wenn Sie Diabetes haben und Losartan oder Telmisartan einnehmen, sollten Sie den Blutzucker regelmäßig überwachen und gegebenenfalls die Dosis des blutzuckersenkenden Medikaments oder des Insulins in Absprache mit dem Arzt anpassen.

Nichtsteroidale Antirheumatika zum Einnehmen (Ibuprofen, Indometazin oder Diclofenac, bei Schmerzen, Rheuma) sowie Azetylsalizylsäure (bei Schmerzen) schwächen bei Daueranwendung die blutdrucksenkende Wirkung von Sartanen. Bei gleichzeitiger Einnahme von Sartanen mit nichtsteroidalen Antirheumatika erhöht sich außerdem das Risiko dafür, dass sich die Nierenfunktion verschlechtert.

Sartane bewirken, dass der Kaliumgehalt im Blut ansteigt. Gemeinsam mit kaliumsparenden Diuretika, ACE-Hemmern, Aliskiren oder kaliumhaltigen Mineralstoffpräparaten kann es zu einer erhöhten Kaliumkonzentration im Blut kommen. Anzeichen dafür können fehlen oder sind

Empfindungsstörungen, Muskelschwäche und ein verlangsamter Herzschlag. Ein ähnlicher Effekt kann auch vorkommen, wenn Sie Ciclosporin (bei Schuppenflechte und rheumatoider Arthritis sowie nach Organtransplantationen) oder Trimethoprim (bei Harnwegsinfektionen) einnehmen oder Heparine spritzen (bei Thrombosegefahr).

Sartane sollten nur in Ausnahmefällen und unter strenger ärztlicher Überwachung mit ACE-Hemmern kombiniert werden, weil das Risiko für unerwünschte Wirkungen deutlich zunehmen und die Nierenfunktion nachlassen kann.

Sartane lassen die Blutspiegel von Lithium (bei manisch-depressiven Störungen) ansteigen, sodass dieses stärker giftig wirkt. Beide Mittel sollten Sie nicht gleichzeitig anwenden. Ist dies doch erforderlich, sollte der Arzt während der Behandlung die Lithiumspiegel im Blut kontrollieren.

Olmesartan: Aufgrund der fehlenden Langzeituntersuchungen lässt sich nicht sicher ausschließen, dass bei einer Behandlung mit Olmesartan vermehrt Herzinfarkte auftreten. Darüber hinaus sind bei Langzeitanwendung häufiger schwere Durchfälle aufgetreten, bei denen sogar ein Krankenhausaufenthalt notwendig wurde.

Für Kinder und Jugendliche unter 18 Jahren

Candesartan kann mit einer gewichtsangepassten Dosis auch an Kinder ab 6 Jahren verabreicht werden. Losartan und Valsartan können Kinder ab 6 Jahren erhalten. Wegen mangelnder Erfahrungen sollte Olmesartan nicht an Kinder und Jugendliche unter 18 Jahren verabreicht werden.

Für Schwangerschaft und Stillzeit

In der Schwangerschaft dürfen Sie die Arzneimittel nicht einnehmen, weil nicht ausgeschlossen werden kann, dass sie das Ungeborene schädigen. Methyldopa wäre das Mittel der Wahl. Auch in der Stillzeit dürfen Sie die Wirkstoffe nicht anwenden, weil unklar ist, ob sie in die Muttermilch übergehen.

Für ältere Menschen

60+

Bei älteren Menschen ist die Nierenfunktion oft eingeschränkt. Wenn zusätzlich zu Sartanen auch noch nichtsteroidale Antirheumatika eingenommen werden müssen, kann sich die Nierenfunktion noch weiter verschlechtern. Von Olmesartan sollten Personen über 65 Jahren nicht mehr als 20 Milligramm täglich einnehmen.

Sartan + Diuretikum

In diesen Präparaten ist ein Sartan (Candesartan, Eprosartan, Irbesartan, Losartan, Olmesartan, Telmisartan oder Valsartan) mit dem Diuretikum Hydrochlorothiazid kombiniert.

29 **Candesartan + Hydrochlorothiazid, Eprosartan + Hydrochlorothiazid, Irbesartan + Hydrochlorothiazid, Losartan + Hydrochlorothiazid, Telmisartan + Hydrochlorothiazid, Valsartan + Hydrochlorothiazid**

Geeignet bei hohem Blutdruck, wenn dieser mit einer der beiden Einzelsubstanzen allein nicht ausreichend gesenkt werden kann und ACE-Hemmer als Kombinationspartner z. B. wegen chronischen Reizhustens nicht vertragen werden.

30 **Olmesartan + Hydrochlorothiazid**

Mit Einschränkung geeignet bei hohem Blutdruck, wenn dieser mit einer der beiden Einzelsubstanzen allein nicht ausreichend gesenkt werden kann und ACE-Hemmer als Kombinationspartner z. B. wegen chronischen Reizhustens nicht vertragen werden. Olmesartan wirkt nicht besser als andere Sartane, es gibt aber Hinweise auf eine schlechtere Verträglichkeit.

Weitere wichtige Hinweise zur Anwendung, zu unerwünschten Wirkungen, zur Anwendung bei Kindern und Jugendlichen, in der Schwangerschaft und Stillzeit sowie bei älteren Menschen finden Sie unter „Sartane" und unter „Thiazide und thiazidartige Diuretika", siehe Seiten 132 und 140.

Sartan + Diuretikum + Kalziumantagonist

In diesen Präparaten sind drei blutdrucksenkende Wirkstoffe miteinander kombiniert: Olmesartan oder Valsartan aus der Gruppe der Sartane, das Diuretikum Hydrochlorothiazid sowie der Kalziumantagonist Amlodipin.

31 **Valsartan + Hydrochlorothiazid + Amlodipin**

Geeignet bei hohem Blutdruck, wenn dieser mit den Einzelsubstanzen allein bzw. deren Zweierkombinationen nicht ausreichend gesenkt werden kann und ACE-Hemmer als Kombinationspartner z. B. wegen chronischen Reizhustens nicht vertragen werden.

32 **Olmesartan + Hydrochlorothiazid + Amlodipin**

Mit Einschränkung geeignet bei hohem Blutdruck, wenn dieser mit den Einzelsubstanzen allein bzw. deren Zweierkombinationen nicht ausreichend gesenkt werden kann und ACE-Hemmer als Kombinationspartner z. B. wegen chronischen Reizhustens nicht vertragen werden. Olmesartan wirkt nicht besser als andere Sartane, es gibt aber Hinweise auf eine schlechtere Verträglichkeit.

In den Präparaten verstärken sich die 3 kombinierten Substanzen gegenseitig in ihrer Wirkung. Die therapeutische Wirksamkeit sowohl der Einzelsubstanzen als auch der Kombinationen ist ausreichend nachgewiesen.

Die Medikamente *Exforge HCT* oder *Dafiro HCT* sind empfehlenswert, wenn der Blutdruck mit den Einzelsubstanzen nicht ausreichend gesenkt werden kann oder chronischer Reizhusten durch einen ACE-Hemmer ausgelöst wurde. Die Produkte *Sevicar HCT* und *Vocado HCT* sind wiederum nur mit Einschränkung empfehlenswert, weil Olmesartan nicht besser wirkt als andere Sartane, es aber Hinweise darauf gibt, dass der Wirkstoff schlechter vertragen wird.

Wichtig zu wissen

Wenn Ihre Nieren und Ihre Leber nur eingeschränkt funktionieren, steigen die Plasmaspiegel von Amlodipin und Olmesartan an. Damit wächst die Gefahr, dass der Blutdruck zu stark absinkt und verstärkt unerwünschte Wirkungen auftreten. *Sevicar HCT, Vocado HCT* sollten zu Beginn in der niedrigstmöglichen Dosis angewendet und nur langsam und vorsichtig gesteigert werden, damit der Blutdruck nicht zu stark gesenkt wird.

Hydrochlorothiazid erhöht, die Sartane Olmesartan und Valsartan verringern die Kaliumspiegel im Blut. Dennoch sollte der Arzt die Kaliumwerte regelmäßig überwachen, vor allem wenn Sie gleichzeitig andere Medikamente einnehmen. Zu diesen Medikamenten gehören Kaliumsalze sowie kaliumsparende Diuretika wie Triamteren und Spironolacton (bei hohem Blutdruck) ebenso wie Digitoxin und Digoxin (bei Herzschwäche).

Wenn Sie eine Schwangerschaft planen, sollten Sie nicht mit diesen Präparaten behandelt werden.

Für Kinder und Jugendliche unter 18 Jahren

Zur Behandlung von Kindern und Jugendlichen sind die Medikamente nicht gedacht.

Weitere wichtige Hinweise zur Anwendung, zu unerwünschten Wirkungen, zur Anwendung bei Kindern und Jugendlichen, in der Schwangerschaft und Stillzeit sowie bei älteren Menschen finden Sie unter „Kalziumantagonisten", unter „Sartane" und unter „Thiazide und thiazidartige Diuretika", siehe Seiten 129, 132 und 140.

Sartan + Kalziumantagonist

Diese Präparate kombinieren die Sartane Olmesartan, Telmisartan oder Valsartan mit dem Kalziumantagonisten Amlodipin. Die Wirkung dieser Substanzen addiert sich, sodass der Blutdruck stärker absinkt als mit einem der Wirkstoffe allein.

33 Telmisartan + Amlodipin, Valsartan + Amlodipin

Geeignet bei Bluthochdruck, wenn dieser mit Amlodipin allein nicht ausreichend gesenkt werden kann, und ACE-Hemmer als Kombinationspartner z. B. wegen chronischen Reizhustens nicht infrage kommen.

34 Olmesartan + Amlodipin

Mit Einschränkung geeignet bei hohem Blutdruck, wenn dieser mit einer der beiden Einzelsubstanzen allein nicht ausreichend gesenkt werden kann und ACE-Hemmer als Kombinationspartner z. B. wegen chronischen Reizhustens nicht vertragen werden. Olmesartan wirkt nicht besser als andere Sartane, es gibt aber Hinweise auf eine schlechtere Verträglichkeit.

Amlodipin gehört zu den langwirkenden Kalziumantagonisten. *Dafiro* und *Exforge* sind empfehlenswert, wenn der Blutdruck mit einer der beiden Substanzen allein nicht ausreichend zu senken ist. *Twynsta* kann aufgrund der vorliegenden Studien eingesetzt werden, wenn Amlodipin allein den Blutdruck nicht ausreichend senkt. *Sevikar* und *Vocado* sind nur mit Einschränkung empfehlenswert. Denn das enthaltene Olmesartan wirkt nicht besser als die anderen Sartane, aber es gibt Hinweise, dass der Wirkstoff schlechter vertragen wird.

Wichtig zu wissen

Wenn Sie eine Schwangerschaft planen, sollten Sie nicht mit diesen Kombinationspräparaten behandelt werden.

Für Kinder und Jugendliche unter 18 Jahren

Diese Kombinationspräparate sollten bei ihnen nicht angewendet werden, weil sie in dieser Altersgruppe nicht ausreichend untersucht wurden.

Für Schwangerschaft und Stillzeit

In Schwangerschaft und Stillzeit dürfen Sie die Medikamente nicht anwenden.

Weitere wichtige Hinweise zur Anwendung, zu unerwünschten Wirkungen, zur Anwendung bei Kindern und Jugendlichen, in der Schwangerschaft und Stillzeit sowie bei älteren Menschen finden Sie unter „Kalziumantagonisten“ und unter „Sartane“, siehe Seiten 129 und 132.

Schleifendiuretika

Diuretika führen dazu, dass der Körper vermehrt Wasser ausscheidet. Dadurch verringert sich die Blutmenge und das Herz pumpt weniger Blut in den Kreislauf, wodurch der Blutdruck sinkt. Diuretika gehören zu den am besten untersuchten Wirkstoffen gegen hohen Blutdruck.

35 **Furosemid, Piretanid, Torasemid**
Geeignet bei hohem Blutdruck, wenn die Nierenfunktion eingeschränkt ist.

35 Wenig geeignet bei hohem Blutdruck ohne diese Begleiterkrankung wegen der unerwünschten Wirkungen auf den Flüssigkeitshaushalt.

Zu den Schleifendiuretika gehören die Wirkstoffe Furosemid, Piretanid und Torasemid. Sie entfalten ihre Wirkung in den Nierenkanälchen, ihr Wirkmechanismus gleicht dem der Thiazide, sie wirken jedoch sehr viel stärker wasserausschwemmend. Den Blutdruck senken Schleifendiuretika nicht stärker als Thiazide. Sie sind Thiaziden nur dann vorzuziehen, wenn viel Flüssigkeit ausgeschwemmt werden soll. Da sie bei eingeschränkter Nierenfunktion noch gut wirken, sind sie auch in diesen Fällen sinnvoll.

Wichtig zu wissen

Schleifendiuretika können die Haut empfindlicher für UV-Strahlen machen. Dies kann sich insbesondere nach Sonnenbädern oder Solarienbesuch zeigen.

Mundtrockenheit, Durst, Schwäche- und Schwindelgefühle, Muskelschmerzen und -krämpfe sowie Kopfschmerzen können Anzeichen von übermäßigem Salz- und Flüssigkeitsverlust sein. Sie sollten daher genügend trinken, 1,5 bis 2 Liter täglich. Es sei denn, Sie leiden unter einer Herzschwäche, dann sollte die Trinkmenge geringer sein.

Häufig (bei mehr als 1 von 100 Behandelten) steigt der Blutzucker an. Dadurch kann ein bislang nur unterschwellig vorhandener Typ-2-Diabetes in Erscheinung treten. Einmal jährlich sollte der Blutzucker kontrolliert werden, insbesondere bei stark übergewichtigen Menschen.

Wenn der Körper sehr viel Flüssigkeit ausscheidet, kann das Blut „eindicken", sodass die Gefahr für Thrombosen und Embolien wächst. Wenn Krämpfe oder Verwirrtheit mit zeitlicher und räumlicher Desorientierung auftreten oder wenn Sie nur noch sehr wenig Urin ausscheiden, sollten Sie umgehend einen Arzt aufsuchen.

Bei mehr als 1 von 100 Behandelten steigt der Harnsäurespiegel im Blut an. Dann kann ein Gichtanfall ausgelöst werden (typische erste Anzeichen: Schwellung und Schmerzen im Großzehen- oder Daumengrundgelenk).

Bei langfristiger Einnahme von Schleifendiuretika kann es zu einem Kaliumverlust kommen, der Störungen an den Nerven, am Herzen und im Stoffwechsel, Muskelschwäche, Herzrhythmusstörungen oder Verstopfung nach sich ziehen kann. Eine kaliumreiche Ernährung mit Bananen, Aprikosen, Gemüse oder Trockenobst kann den Kaliumverlust etwas ausgleichen. Dies gilt nicht für Nierenkranke, die zu erhöhten Kaliumwerten im Blut neigen.

Diuretika verstärken die Wirkung anderer blutdrucksenkender Medikamente. Insbesondere in Kombination mit ACE-Hemmern oder Sartanen sinkt der Blutdruck deutlich ab. Zusammen mit nichtsteroidalen Antirheumatika wie Ibuprofen oder Indometazin (bei Schmerzen, Rheuma) steigt das Risiko, dass sich die Nierenfunktion verschlechtert, bis hin zu akutem Nierenversagen.

Diuretika lassen die Blutspiegel von Lithium (bei manisch-depressiven Störungen) ansteigen, sodass stärkere Nebenwirkungen auftreten können. Die Wirkstoffe sollten Sie nicht gleichzeitig anwenden.

Schleifendiuretika ähneln Sulfonamiden, mit denen Harnwegsinfektionen häufig behandelt werden. Wenn Sie gegen Sulfonamide allergisch sind, dürfen Sie diese Diuretika nicht einnehmen.

Wenn Sie hohes Fieber und Schüttelfrost bekommen, sollten Sie unverzüglich den Arzt rufen. Auch wenn Sie Blut im Stuhl oder Urin feststellen oder kaffeesatzartig erbrechen, müssen Sie umgehend den Arzt aufsuchen. Beides weist auf eine gravierende Störung der Blutbildung hin.

Wenn Ihre Leber schwer geschädigt ist oder Ihre Nieren nicht richtig arbeiten, sind Schleifendiuretika oder Xipamid (siehe Seite 140) den anderen Diuretika vorzuziehen. Der Arzt muss aber Leber- und Nierenwerte regelmäßig kontrollieren.

Für Kinder und Jugendliche unter 18 Jahren

Bei Kindern erfolgt die Dosierung nach dem Körpergewicht.

Für Schwangerschaft und Stillzeit

Alle Diuretika sind in der Schwangerschaft möglichst zu meiden. Ist dennoch eines erforderlich, kann Hydrochlorothiazid eingesetzt werden. Am besten sollte auf andere Blutdrucksenker wie Methyldopa umgestellt werden. Bei stillenden Frauen hemmen Diuretika in hoher Dosierung die Milchbildung. Deshalb sollten Sie diese während der Stillzeit möglichst nicht einnehmen, allenfalls kommt Hydrochloro-thiazid in der geringstmöglichen Dosis infrage.

Für ältere Menschen

60+ Bei älteren Menschen steigt das Risiko für unerwünschte Wirkungen, insbesondere auf den Elektrolyt- und Wasserhaushalt des Organismus. Sie trinken oft zu wenig, weil das Durstgefühl nachlässt, sodass der Körper leicht austrocknet. Außerdem ist häufig die Nierenfunktion eingeschränkt, ohne dass dies an den Blutwerten erkennbar ist. Diuretika müssen bei ihnen daher so niedrig wie möglich dosiert werden.

Thiazide und thiazidartige Diuretika

Diuretika führen dazu, dass der Körper vermehrt Wasser ausscheidet. Dadurch verringert sich die Blutmenge und das Herz pumpt weniger Blut in den Kreislauf, wodurch der Blutdruck sinkt. Diuretika gehören zu den am besten untersuchten Wirkstoffen gegen hohen Blutdruck.

36 **Chlortalidon, Hydrochlorothiazid, Indapamid**
Geeignet bei hohem Blutdruck.

37 **Xipamid**
Geeignet bei hohem Blutdruck mit gleichzeitig eingeschränkter Nierenfunktion.

Thiazide sind eine spezielle Gruppe von Diuretika. Zu ihr gehören Chlortalidon, Hydrochlorothiazid und Indapamid. Der Wirkstoff Xipamid wird den thiazidartigen Diuretika zugerechnet. Sein Vorteil: Auch bei schon weit fortgeschrittener Niereninsuffizienz ist Xipamid noch wirksam.

Für Thiazide ist belegt, dass sie die Folgeerkrankungen eines hohen Blutdrucks wie Arteriosklerose, Herzinfarkt, Herzschwäche oder einen Schlaganfall verzögern oder verhindern können. Sie gelten deshalb als empfehlenswert.

Wichtig zu wissen

Thiazide werden oft zu hoch dosiert. Geringe Mengen genügen bereits, um den Blutdruck zu senken. Größere Mengen sind nur sinnvoll, wenn verstärkt Wasser ausgeschwemmt werden muss (z. B. Ödeme bei Herzschwäche) oder wenn der Blutdruck nicht ausreichend sinkt, weil z. B. mit der Nahrung zu viel Salz aufgenommen wird.

Ein deutlich blutdrucksenkender Effekt tritt meist 2 bis 4 Wochen nach Behandlungsbeginn ein, oft ist er erst nach 12 Wochen optimal. Wenn Ihnen zu Beginn der Behandlung wegen des niedrigeren Blutdrucks häufiger schwindlig ist, sollten Sie nicht aktiv am Verkehr teilnehmen und keine Maschinen bedienen. Alkohol kann die blutdrucksenkende Wirkung verstärken.

Thiazide und thiazidähnliche Diuretika verstärken die Wirkung anderer blutdrucksenkender Medikamente. Insbesondere in Kombination mit ACE-Hemmern oder Sartanen sinkt der Blutdruck deutlich ab.

Die Mittel können die Haut empfindlicher für UV-Strahlen machen. Dies kann sich insbesondere nach Sonnenbädern oder Solarienbesuch zeigen. Wenn Sie kurzsichtig sind, kann sich diese Sehstörung durch die Anwendung von Thiazid-Diuretika weiter verschlechtern. Dann müssen Sie Ihre Sehhilfe anpassen lassen.

Häufig (bei mehr als 1 von 100 Behandelten) steigt der Blutzucker an. Dadurch kann ein bislang nur unterschwellig vorhandener Typ-2-Diabetes in Erscheinung treten, insbesondere bei stark übergewichtigen Menschen. Der Blutzucker sollte daher einmal jährlich kontrolliert werden. Wenn Sie Diabetes haben und Insulin spritzen oder blutzuckersenkende Medikamente einnehmen, sollten Sie Ihre Blutzuckerwerte häufiger als sonst kontrollieren.

Thiazide und thiazidähnliche Diuretika können einen Kaliumverlust nach sich ziehen, der Störungen an den Nerven, am Herzen und im Stoffwechsel verursachen kann. Eine kaliumreiche Ernährung mit Bananen, Aprikosen, Gemüse oder Trockenobst kann den Kaliumverlust etwas ausgleichen. Lakritz steigert die Kaliumverluste, sodass das Risiko für einen Kaliummangel zunehmen kann. Wenn Thiazide und thiazidartige Diuretika zu viel Kalium ausschwemmen, kann das die unerwünschten Wirkungen von gleichzeitig eingenommenen Digitalis-Präparaten (bei Herzschwäche) verstärken.

Wie alle Diuretika lassen Thiazide und thiazidähnliche Diuretika die Blutspiegel von Lithium (bei manisch-depressiven Störungen) ansteigen. Stärkere Nebenwirkungen können auftreten. Die Wirkstoffe sollten Sie nicht gleichzeitig anwenden.

Zusammen mit nichtsteroidalen Antirheumatika wie zum Beispiel Ibuprofen oder Indometazin (bei Schmerzen, Rheuma) steigt das Risiko, dass sich die Nierenfunktion verschlechtert, bis hin zu akutem Nierenversagen.

Thiazide und thiazidartige Diuretika ähneln Sulfonamiden, mit denen Harnwegsinfektionen häufig behandelt werden. Wenn Sie gegen Sulfonamide allergisch sind, dürfen Sie diese Diuretika nicht einnehmen.

Wenn Sie hohes Fieber und Schüttelfrost bekommen, sollten Sie unverzüglich den Arzt rufen. Auch wenn Sie Blut im Stuhl oder Urin feststellen oder kaffeesatzartig erbrechen, müssen Sie umgehend den Arzt aufsuchen. Beides weist auf eine gravierende Störung der Blutbildung hin.

Die Mittel können in seltenen Fällen die Leber schwer schädigen und eine Gelbsucht auslösen. Wenn sich die Haut gelb färbt und Sie zusätzlich einen starken Juckreiz am ganzen Körper verspüren, sollten Sie sofort einen Arzt aufsuchen.

Für Kinder und Jugendliche unter 18 Jahren

Bei Kindern erfolgt die Dosierung der Diuretika nach dem Körpergewicht. Hydrochlorothiazid sollte aber bei Kindern und Jugendlichen unter 18 Jahren wegen mangelnder Erfahrungen nicht angewendet werden.

Für Schwangerschaft und Stillzeit

Alle Diuretika sind in der Schwangerschaft möglichst zu meiden. Ist dennoch eines erforderlich, kann Hydrochlorothiazid eingesetzt werden. Bestenfalls sollte der Arzt aber, wenn möglich, auf andere Arzneimittel umstellen, etwa auf Methyldopa.

Bei stillenden Frauen hemmen Diuretika in hoher Dosierung die Milchbildung.

Deshalb sollten Sie während der Stillzeit möglichst keine Diuretika einnehmen. Wenn aber ein Diuretikum dringend erforderlich sein sollte, kann Hydrochlorothiazid in der geringstmöglichen Dosis angewendet werden.

60+ Für ältere Menschen

Diuretika müssen bei älteren Menschen so niedrig wie möglich dosiert werden, damit der Körper nicht austrocknet (siehe auch Hinweis auf Seite 139).

Zwei Diuretika

38 **Bemetizid + Triamteren, Bendroflumethiazid + Amilorid, Hydrochlorothiazid + Amilorid, Hydrochlorothiazid + Triamteren**

Geeignet bei hohem Blutdruck, wenn der durch Thiazide verursachte Kaliumverlust begrenzt werden soll.

39 **Xipamid + Triamteren**

Geeignet bei hohem Blutdruck, wenn der durch thiazidartige Diuretika mögliche Kaliumverlust begrenzt werden soll.

Um zu verhindern, dass durch die Anwendung eines Thiazids oder thiazidartigen Diuretikums zu viel Kalium aus dem Körper geschwemmt wird, werden diese Wirkstoffe mit einem kaliumsparenden Diuretikum (Amilorid oder Triamteren) kombiniert. Für diese Anwendungsgebiete sind die Präparate empfehlenswert. Die Kombination von Amilorid mit Hydrochlorothiazid (jeweils in niedriger Dosierung) hat den zusätzlichen Vorteil, dass sich der Zuckerstoffwechsel nicht verschlechtert, was bei der alleinigen Gabe von Thiaziden vorkommen kann.

Wichtig zu wissen

Wenn Sie Medikamente mit Triamteren oder Amilorid einnehmen, sollte der Arzt regelmäßig das Blutbild überwachen, um rechtzeitig zu erkennen, ob die Anzahl der roten oder weißen Blutkörperchen oder die der Blutplättchen abnimmt.

Für Kinder und Jugendliche unter 18 Jahren

Für die Anwendung bei Kindern und Jugendlichen unter 18 Jahren gibt es keine ausreichenden Daten zu Wirksamkeit und Unbedenklichkeit. Bei ihnen sollten die Präparate sicherheitshalber nicht eingesetzt werden.

Weitere wichtige Hinweise zur Anwendung, zu unerwünschten Wirkungen, zur Anwendung bei Kindern und Jugendlichen, in der Schwangerschaft und Stillzeit sowie bei älteren Menschen finden Sie unter „Kaliumsparende Diuretika" und unter „Thiazide und thiazidartige Diuretika", siehe Seiten 127 und 140.

Therapie im Überblick: Hoher Blutdruck ohne Begleiterkrankungen

Für den direkten Vergleich sind die bewerteten Wirkstoffe nachfolgend von „geeignet“ (grün) bis „wenig geeignet“ (rot) sortiert.

ACE-Hemmer

1 **Benazepril, Captopril, Cilazapril, Enalapril, Fosinopril, Lisinopril, Perindopril, Quinapril, Ramipril, Trandolapril**

Geeignet bei hohem Blutdruck.

ACE-Hemmer gehören zu den Mitteln der Wahl bei hohem Blutdruck. Sie verringern das Risiko für Herz-Kreislauf-Erkrankungen und die Wahrscheinlichkeit, daran zu sterben. Auch tragen sie bei Menschen mit einem erhöhten Risiko für eine Nierenschwäche zur Aufrechterhaltung der Nierenfunktion bei.

Thiazide

36 **Chlortalidon, Hydrochlorothiazid, Indapamid**

Geeignet bei hohem Blutdruck.

Thiazide sind die am besten untersuchten Medikamente bei unkompliziertem Bluthochdruck. Sie verringern das Risiko für Folgeerkrankungen, besonders für Herzschwäche, Herzinfarkt und Schlaganfall, auch senken sie die Sterberate.

Zwei Diuretika

38 **Bendroflumethiazid + Amilorid, Hydrochlorothiazid + Amilorid, Bemetizid + Triamteren, Hydrochlorothiazid + Triamteren**

Geeignet bei hohem Blutdruck, wenn der durch Thiazide verursachte Kaliumverlust begrenzt werden soll.

Durch Thiazide (Bendroflumethiazid, Bemetizid, Hydrochlorothiazid) wird vermehrt Kalium mit dem Urin ausgeschieden. Kombinationen mit kaliumsparenden Diuretika wie Amilorid oder Triamteren können diesen Verlust begrenzen. Hydrochlorothiazid kombiniert mit Amilorid verschlechtert zudem den Zuckerstoffwechsel nicht, was bei Hydrochlorothiazid alleine vorkommen kann.

Spironolacton

21 Geeignet bei hohem Blutdruck, wenn dieser auf eine Überproduktion des Hormons Aldosteron zurückgeht oder auch mit einer Kombination aus drei Blutdrucksenkern nicht ausreichend gesenkt werden kann.

Wenn in der Nebenniere zu viel Aldosteron gebildet wird, hält der Körper vermehrt Wasser zurück und der Blutdruck steigt. Bei dieser speziellen Form von Bluthochdruck ist Spironolacton gut wirksam. Es hat sich außerdem bewährt, wenn der Blutdruck besonders schwer einstellbar ist, selbst wenn Aldosteron nicht erhöht ist.

Sartane

26 **Candesartan, Eprosartan, Irbesartan, Losartan, Telmisartan, Valsartan**
Geeignet bei hohem Blutdruck, wenn ACE-Hemmer z. B. wegen chronischen Reizhustens nicht vertragen werden.

Sartane sind den schon länger bewährten ACE-Hemmern wahrscheinlich gleichwertig, ein Langzeitnutzen ist aber bislang nicht bei allen Sartanen gleich gut untersucht und belegt. Kommt es unter der Behandlung mit ACE-Hemmern zu einem unangenehmen Reizhusten, können alternativ die als „geeignet" bewerteten Sartane eingesetzt werden.

27 **Azilsartan**
Auch geeignet bei hohem Blutdruck, wenn ACE-Hemmer z. B. wegen chronischen Reizhustens nicht vertragen werden. Noch wenig erprobtes Mittel.

Azilsartan ist als „auch geeignet" eingestuft, weil es erst wenig erprobt ist und kein Zusatznutzen gegenüber den bewährten und als „geeignet" bewerteten Sartanen belegt ist.

28 **Olmesartan**
Mit Einschränkung geeignet bei hohem Blutdruck, wenn ACE-Hemmer z. B. wegen chronischen Reizhustens nicht vertragen werden. Olmesartan wirkt nicht besser als andere Sartane, es gibt aber Hinweise auf eine schlechtere Verträglichkeit.

Dass Olmesartan vor den Folgen von hohem Blutdruck mindestens ebenso gut schützt wie die anderen Sartane, ist nicht belegt. Andererseits sind bei Langzeitanwendung häufiger schwere Durchfälle aufgetreten, bei denen sogar ein Krankenhausaufenthalt notwendig wurde. Hinweise auf Schadwirkungen wiegen bei einer unklaren Einschätzung des Nutzens besonders schwer.

Kalziumantagonisten

22 **Amlodipin, Nitrendipin**
Geeignet bei hohem Blutdruck.

Amlodipin und Nitrendipin verringern das Risiko, eine koronare Herzkrankheit oder einen Herzinfarkt zu bekommen, und ebenso die Wahrscheinlichkeit, daran zu sterben. Sie senken außerdem die Rate an Schlaganfällen, wohingegen sie weniger gut vor einer Herzinsuffizienz schützen.

23 **Diltiazem, Felodipin, Isradipin, Lercanidipin, Manidipin, Nifedipin mit verzögerter Freisetzung, Nilvadipin, Nisoldipin, Verapamil**
Geeignet bei hohem Blutdruck in Kombination mit anderen Wirkstoffen (z. B. Diuretika, ACE-Hemmer).

23 Mit Einschränkung geeignet bei hohem Blutdruck als alleiniges Präparat, wenn geeignete Mittel nicht eingesetzt werden können. Folgeerkrankungen werden nur in geringerem Ausmaß vermieden oder dies wurde bisher nicht ausreichend untersucht.

Bei allen anderen Kalziumantagonisten ist der Schutz vor Folgeerkrankungen weniger ausgeprägt oder es liegen keine entsprechenden Studien vor. Sie sollten nur in Kombination mit einem weiteren Wirkstoff (Diuretikum, ACE-Hemmer) eingesetzt werden.

24 **Nifedipin mit schneller Freisetzung**
Wenig geeignet bei hohem Blutdruck für die Dauerbehandlung, weil es sich um einen kurzwirkenden Kalziumantagonisten vom Nifedipin-Typ handelt und das Mittel nicht retardiert ist. Es besteht ein erhöhtes Risiko für Herz-Kreislauf-Ereignisse.

Die nichtretardierten Zubereitungen von Nifedipin sind bei der Dauerbehandlung des hohen Blutdrucks generell wenig geeignet, weil sie zu kurz wirken und der Verdacht besteht, dass sie ein erhöhtes Risiko für einen Herzinfarkt bergen.

Betablocker

Betablocker senken den Blutdruck und verlangsamen den Herzschlag. In Studien konnten sie eine Abnahme von Komplikationen von hohem Blutdruck bewirken. Bei Personen unter 60 Jahren können sie als Monotherapie eingesetzt werden, insbesondere wenn das Herz zu rasch schlägt. Bei Personen über 60 sind sie als alleinige Mittel zur Blutdrucksenkung nur eingeschränkt empfehlenswert.

12 **Atenolol, Bisoprolol, Carvedilol, Metoprolol, Nebivolol**

Geeignet bei hohem Blutdruck unter 60 Jahren, insbesondere bei schnellem Herzschlag.

12 Mit Einschränkung geeignet bei hohem Blutdruck ohne Begleiterkrankungen, wenn geeignete Einzelmittel nicht infrage kommen. Folgeerkrankungen werden nur in geringerem Ausmaß vermieden.

Betaxolol

13 Mit Einschränkung geeignet bei hohem Blutdruck ohne Begleiterkrankungen, wenn geeignete Einzelwirkstoffe nicht eingesetzt werden können. Ob Folgeerkrankungen vermieden werden, ist noch nicht ausreichend nachgewiesen.

Betaxolol ist trotz langer Marktzugehörigkeit wenig erprobt. So ist ungeklärt, ob das Mittel ebenso wie die bewährten und schon lange eingesetzten Blutdrucksenker Herzinfarkte und Schlaganfälle verhindern kann.

Celiprolol

14 Mit Einschränkung geeignet bei hohem Blutdruck ohne Begleiterkrankungen, wenn geeignete Einzelmittel nicht infrage kommen. Das Mittel ist trotz langer Marktzugehörigkeit wenig erprobt.

Auch zu Celiprolol liegen bisher keine Studien vor, die eine Nutzen-Schaden-Abwägung zulassen. Ob Folgeerkrankungen vermieden werden, ist noch nicht ausreichend nachgewiesen.

Propranolol

15 Mit Einschränkung geeignet bei hohem Blutdruck ohne Begleiterkrankungen, wenn geeignete Einzelmittel nicht infrage kommen. Folgeerkrankungen werden nur in geringerem Ausmaß vermieden.

Propranolol ist ein nichtselektiver Betablocker, der die Atemfunktion beeinträchtigen kann. Dies sollten vor allem Menschen mit Asthma berücksichtigen und andere Betablocker bevorzugen.

Aliskiren

6 Mit Einschränkung geeignet bei hohem Blutdruck, wenn geeignete Einzelsubstanzen nicht eingesetzt werden können. Bislang fehlen Studien, die zeigen, dass Folgeerkrankungen seltener auftreten oder die Sterberate verringert wird.

Aliskiren senkte in direkten Vergleichsstudien gegen andere Standardblutdrucksenker den Blutdruck ebenso gut wie etwa das Diuretikum Hydrochlorothiazid, der ACE-Hemmer Ramipril oder das Sartan Valsartan. Es ist aber nicht noch nicht belegt, dass dadurch Herzinfarkte und Schlaganfälle seltener auftreten oder die Lebenserwartung steigt.

Gefäßerweiternde Mittel

19 **Dihydralazin**
Mit Einschränkung geeignet bei hohem Blutdruck. Nur in Kombination mit anderen Mitteln, wenn der Blutdruck mit geeigneten Einzelsubstanzen oder deren Kombinationen nicht ausreichend gesenkt werden kann. Es fehlen Studien, die zeigen, dass Folgeerkrankungen seltener auftreten oder die Sterberate verringert wird.

20 **Minoxidil**
Mit Einschränkung geeignet bei hohem Blutdruck. Nur in ständiger Kombination mit einem Betablocker und einem Diuretikum, wenn geeignete Einzelsubstanzen oder Kombinationen nicht ausreichend wirken oder nicht vertragen werden. Es fehlen Studien, die zeigen, dass Folgeerkrankungen seltener auftreten oder die Sterberate verringert wird.

Dihydralazin und Minoxidil sollen nur in Kombination mit einem Betablocker und einem ausreichend stark wirkenden Diuretikum eingenommen werden, um Begleitwirkungen wie Flüssigkeitsansammlung und hohe Herzfrequenz aufzufangen. Wegen der schlechten Verträglichkeit ist ihr Einsatz nur angemessen, wenn Standardmedikamente nicht ausreichend wirksam waren. Zudem ist nicht nachgewiesen, dass die gefäßerweiternden Mittel allein ausreichend vor den Folgen des hohen Blutdrucks schützen.

Alpha-2-Agonisten

9 **Methyldopa**
Geeignet bei hohem Blutdruck in der Schwangerschaft.

Bei Bluthochdruck in der Schwangerschaft gilt Methyldopa als ein Mittel der Wahl. Mit ihm liegen die meisten Erfahrungen vor. Es zeigt keine unerwünschten Wirkungen auf das Ungeborene und rund um die Geburt treten seltener Hochdruckkrisen auf. Auch die Rate der Fehlgeburten ist deutlich vermindert.

10 **Clonidin**
Mit Einschränkung geeignet bei hohem Blutdruck. Nur anzuwenden in Kombination mit anderen Mitteln (vor allem Diuretika). Für eine Monotherapie stehen verträglichere Alternativen zur Verfügung.

In Langzeitstudien konnte belegt werden, dass Clonidin zusammen mit anderen Blutdrucksenkern (vor allem Diuretika), die Lebenserwartung von Patienten mit hohem Blutdruck erhöht. Dass dies auch mit Clonidin allein gelingt, ist nicht belegt. Zudem gibt es verträglichere Wirkstoffe.

Moxonidin
11 Mit Einschränkung geeignet bei hohem Blutdruck. Nur anzuwenden in Kombination mit anderen Mitteln (vor allem Diuretika). Es fehlen Studien, die einen Langzeitnutzen zeigen.

Bei Moxonidin ist unklar, ob es die Folgeerkrankungen des hohen Blutdrucks verzögern oder verhindern kann. Das Mittel soll nur in Kombination mit anderen Mitteln – vor allem Diuretika – eingesetzt werden.

Alpha-1-Rezeptoren-Blocker

8 **Doxazosin, Urapidil**
Mit Einschränkung geeignet bei Männern mit einer vergrößerten Prostata, wenn keine Herzkrankheiten vorliegen.

8 Wenig geeignet bei hohem Blutdruck als alleiniges Mittel oder in Kombination mit einem weiteren Blutdrucksenker, weil unter der Therapie Komplikationen am Herzen (Herzschwäche) auftreten können.

Doxazosin und Urapidil sind mit Einschränkung zu empfehlen, wenn bei Männern mit einer vergrößerten Prostata der Blutdruck gesenkt werden soll. Bei ihnen kann das Mittel zusätzlich die Beschwerden beim Wasserlassen positiv beeinflussen.

Bei allen anderen Personen sind diese Mittel hingegen wenig geeignet, weil während der Behandlung im Vergleich zu geeigneten Wirkstoffen häufiger eine Herzschwäche auftrat.

Therapie im Überblick: Hoher Blutdruck zusammen mit Herz- oder Nierenerkrankungen sowie Diabetes

Die nachfolgenden Blutdruckmittel haben eine spezielle Einschätzung, wenn sie für Menschen mit Begleiterkrankungen verordnet werden – oft in Form von Kombinationen.

ACE-Hemmer

1 **Benazepril, Captopril, Cilazapril, Enalapril, Fosinopril, Lisinopril, Perindopril, Quinapril, Ramipril, Trandolapril**
Geeignet bei hohem Blutdruck.

ACE-Hemmer sind Mittel der Wahl, wenn zusätzlich zum hohen Blutdruck eine Herzschwäche vorliegt. Bei Menschen mit Diabetes tragen die Mittel dazu bei, Nierenschäden zu verhindern. Bei chronischen Nierenerkrankungen mit vermehrter Eiweißausscheidung im Urin können ACE-Hemmer bewirken, dass sich die Organfunktion auf Dauer nicht weiter verschlechtert.

Thiazide und thiazidartige Diuretika

36 **Chlortalidon, Hydrochlorothiazid, Indapamid**
Geeignet bei hohem Blutdruck.

37 **Xipamid**
Geeignet bei hohem Blutdruck mit gleichzeitig eingeschränkter Nierenfunktion.

Wenn zusätzlich zum hohen Blutdruck eine Herzschwäche besteht, werden Diuretika eingesetzt. Bei deutlich eingeschränkter Nierenfunktion müssen statt der Thiazide Schleifendiuretika oder auch der Wirkstoff Xipamid verordnet werden, weil Thiazide in dieser Situation zu wenig Flüssigkeit ausschwemmen.

Schleifendiuretika

35 **Furosemid, Piretanid, Torasemid**
Geeignet bei hohem Blutdruck, wenn die Nierenfunktion eingeschränkt ist.

Schleifendiuretika schwemmen mehr Flüssigkeit aus als Thiazide. Sie sind bei eingeschränkter Nierenfunktion sinnvoll, bei normaler Nierenfunktion dagegen wegen ihrer kurzen Wirkdauer und unerwünschten Wirkungen wenig geeignet.

Zwei Diuretika

38 **Bendroflumethiazid + Amilorid, Hydrochlorothiazid + Amilorid, Bemetizid + Triamteren, Hydrochlorothiazid + Triamteren**
Geeignet bei hohem Blutdruck, wenn der durch Thiazide verursachte Kaliumverlust begrenzt werden soll.

Durch Thiazide (Bendroflumethiazid, Bemetizid, Hydrochlorothiazid) wird vermehrt Kalium mit dem Urin ausgeschieden. Kombinationen mit kaliumsparenden Diuretika wie Amilorid oder Triamteren können diesen Verlust begrenzen. Hydrochlorothiazid kombiniert mit Amilorid verschlechtert zudem den Zuckerstoffwechsel nicht, was bei Hydrochlorothiazid alleine vorkommen kann.

39 **Xipamid + Triamteren**
Geeignet bei hohem Blutdruck, wenn der durch das thiazidartige Diuretikum Xipamid mögliche Kaliumverlust begrenzt werden soll.

Soll der auch durch Xipamid mögliche Kaliumverlust begrenzt werden, ist die Kombination mit dem kaliumsparenden Diuretikum Triamteren sinnvoll.

Sartane

26 **Candesartan, Eprosartan, Irbesartan, Losartan, Telmisartan, Valsartan**
Geeignet bei hohem Blutdruck, wenn ACE-Hemmer z. B. wegen chronischen Reizhustens nicht vertragen werden.

Sartane sind den schon länger bewährten ACE-Hemmern wahrscheinlich gleichwertig, ein Langzeitnutzen ist aber bislang nicht bei allen Sartanen gleich gut untersucht und belegt. Kommt es unter der Behandlung mit ACE-Hemmern zu einem unangenehmen Reizhusten, können alternativ die als „geeignet" bewerteten Sartane eingesetzt werden.

27 **Azilsartan**
Auch geeignet bei hohem Blutdruck, wenn ACE-Hemmer z. B. wegen chronischen Reizhustens nicht vertragen werden. Noch wenig erprobtes Mittel.

Azilsartan ist als „auch geeignet" eingestuft, weil es erst wenig erprobt ist und kein Zusatznutzen gegenüber den bewährten und als „geeignet" bewerteten Sartanen belegt ist.

Olmesartan

28 Mit Einschränkung geeignet bei hohem Blutdruck, wenn ACE-Hemmer z. B. wegen chronischen Reizhustens nicht vertragen werden. Olmesartan wirkt nicht besser als andere Sartane, es gibt aber Hinweise auf eine schlechtere Verträglichkeit.

Dass Olmesartan vor den Folgen von hohem Blutdruck mindestens ebenso gut schützt wie die anderen Sartane, ist nicht belegt. Andererseits sind bei Langzeitanwendung häufiger schwere Durchfälle aufgetreten, bei denen sogar ein Krankenhausaufenthalt notwendig wurde. Hinweise auf Schadwirkungen wiegen bei einer unklaren Einschätzung des Nutzens besonders schwer.

Betablocker

12 **Atenolol, Bisoprolol, Carvedilol, Metoprolol, Nebivolol**

Geeignet bei hohem Blutdruck, wenn zusätzlich eine koronare Herzkrankheit oder eine Herzschwäche vorliegt.

Die Betablocker Atenolol, Bisoprolol, Carvedilol, Metoprolol, Nebivolol sind geeignet, wenn zusätzlich zum hohen Blutdruck die Herzkranzgefäße verengt sind (koronare Herzkrankheit). Dies ist häufig bei Diabetikern der Fall. Die Mittel gelten auch als Mittel der Wahl, wenn sich ein Herzinfarkt ereignet hat oder in Kombination mit anderen Wirkstoffen wie ACE-Hemmer und Diuretika, wenn zusätzlich eine Herzschwäche besteht. Sie senken den Blutdruck und die Herzfrequenz. Die Herzinfarktrate und schwerwiegende Herzrhythmusstörungen nehmen ab.

Hilfe

Adressen

Deutsche Herzstiftung e. V.
Bockenheimer Landstr. 94–96
60323 Frankfurt am Main
Tel. 069 955128–0
info@herzstiftung.de
www.herzstiftung.de

Deutsche Hochdruckliga e. V. (DHL) Deutsche Gesellschaft für Hypertonie und Prävention
Berliner Str. 46
69120 Heidelberg
Tel. 06221 58855–0
info@hochdruckliga.de
www.hochdruckliga.de
Herz-Kreislauf-Telefon der Deutschen Hochdruckliga: Tel. 06221 588555, Mo bis Fr 9.00 bis 12.00 Uhr, Experten der Hochdruckliga stehen Betroffenen und Interessierten Rede und Antwort

www.gesundheitsinformation.de
Evidenzbasierte Gesundheitsinformation des Instituts für Qualität und Wirtschaftlichkeit im Gesundheitswesen (IQWiG)

www.patienten-information.de
Patientenportal des Ärztlichen Zentrums für Qualität in der Medizin (ÄZQ) mit hochwertigen Informationen und Checklisten

Noch mehr Informationen

Ärztliches Zentrum für Qualität in der Medizin (ÄZQ): **Sichere Arzneimitteltherapie. Medikamente sicher einnehmen.** Download auf www.patienten-information.de

ÄZQ: **Woran erkennt man eine gute Arztpraxis? Checkliste.** (äzq Schriftenreihe; 43), 4. Auflage, Version 1, Berlin 2015

Der Arzneimittelbrief: **Die neue US-amerikanische Leitlinie zur arteriellen Hypertonie.** Jahrgang 51, Nr. 12, Dezember 2017

Deutsche Gesellschaft für Kardiologie – Herz- und Kreislaufforschung e. V.: **ESC Pocket Guidelines. Prävention von Herz-Kreislauf-Erkrankungen.** Börm Bruckmeier Verlag GmbH, Grünwald, Version 2016

Deutsche Herzstiftung e. V. (Hrsg.):
Bluthochdruck: Was tun? (2016)
Jeder Schritt zählt! (2013)
Hohes Cholesterin: Was tun? (2016)

Deutsche Hochdruckliga e. V. (Hrsg.): **Antworten auf 10 Fragen zu Bluthochdruck, Bluthochdruck – das lässt sich regeln! Empfehlungen für Betroffene, Patientenleitfaden Bluthochdruck.**

Herbst, Vera/von Cramm, Dagmar: **Gut essen bei erhöhtem Cholesterin.** Stiftung Warentest, Berlin 2016

Nolte, Anke: **Bluthochdruck. Vorbeugen, erkennen, behandeln.** Stiftung Warentest, Berlin 2016

Nolte, Anke/von Cramm, Dagmar: **Gut essen bei Bluthochdruck.** Stiftung Warentest, Berlin 2013

Stiftung Warentest (Hrsg.): **Medikamente im Test. 9.000 Medikamente geprüft und bewertet.** Berlin 2017

Universität Witten/Herdecke: **Priscus-Liste potenziell inadäquater Medikation für ältere Menschen.** Download auf www.priscus.net

Weber, F. /Anlauf, M.: **Therapieresistente Hypertonie – Diagnostik und konservative Therapieoptionen.** Deutsches Ärzteblatt Int 111 (25), 2014, S. 425–431

Weisser, Burhard/Mengden, Thomas: **Hausaufgaben für Patienten mit Bluthochdruck. 10 goldene Tipps zur Vorbeugung und zum Selbst-Management.** Hofmann-Verlag, Schorndorf 2017

Stichwortverzeichnis

L

M

N

T

U/V

W

X

Z

Die Stiftung Warentest wurde 1964 auf Beschluss des Deutschen Bundestages gegründet, um dem Verbraucher durch vergleichende Tests von Waren und Dienstleistungen eine unabhängige und objektive Unterstützung zu bieten.

Wir kaufen – anonym im Handel, nehmen Dienstleistungen verdeckt in Anspruch.

Wir testen – mit wissenschaftlichen Methoden in unabhängigen Instituten nach unseren Vorgaben.

Wir bewerten – von sehr gut bis mangelhaft, ausschließlich auf Basis der objektivierten Untersuchungsergebnisse.

Wir veröffentlichen – anzeigenfrei in unseren Büchern, den Zeitschriften test und Finanztest und im Internet unter www.test.de

Die Autorin:

Anke Nolte arbeitet als freiberufliche Medizinjournalistin im Journalistenbüro Berlin. Für die Stiftung Warentest hat sie unter anderem auch ein Buch über Essstörungen geschrieben.

Die Experten:

Prof. Dr. med. Manfred Anlauf arbeitet als Internist in freier Praxis und ist seit vielen Jahren in der Arzneimittelkommission der Ärzteschaft und als Gutachter für die Stiftung Warentest tätig.

Prof. Dr. rer. nat. Gerd Glaeske ist Professor für Arzneimittelversorgungsforschung an der Universität Bremen und Schlussgutachter für die Arzneimittelbewertungen der Stiftung Warentest.

Dr. Judith Günther ist Fachapothekerin für Arzneimittelinformation und und bewertet seit vielen Jahren Medikamente für die Stiftung Warentest.

Stiftung Warentest
Lützowplatz 11–13
10785 Berlin
Telefon 0 30/26 31–0
Fax 0 30/26 31–25 25
www.test.de
email@stiftung-warentest.de

USt-IdNr.: DE136725570

Vorstand: Hubertus Primus
Weitere Mitglieder der Geschäftsleitung:
Dr. Holger Brackemann, Daniel Gläser

Programmleitung: Niclas Dewitz

Autorin: Anke Nolte
Projektleitung: Johanna Lederer
Lektorat: Stefanie Proske
Mitarbeit: Merit Niemeitz
Korrektorat: Hartmut Schönfuß, Berlin
Fachliche Unterstützung: Prof. Dr. Manfred Anlauf, Prof. Dr. Gerd Glaeske, Dr. Judith Günther (PharmaFacts GmbH)
Titelentwurf: Axel Raidt, Berlin
Layout: Büro Brendel, Berlin
Grafik, Satz: FÖRM – Büro für Gestaltung, Berlin
Bildredaktion: FÖRM – Büro für Gestaltung, Berlin
Bildnachweis: fotolia – Sunflower, da-on, S_veresk, Nat, Zonda; Shutterstock
Produktion: Vera Göring
Verlagsherstellung: Rita Brosius (Ltg.), Romy Alig, Susanne Beeh
Litho: tiff.any, Berlin
Druck: brandenburgische universitätsdruckerei, potsdam

ISBN: 978-3-86851-169-7

Wir haben für dieses Buch 100 % Recyclingpapier und mineralölfreie Druckfarben verwendet. Stiftung Warentest druckt ausschließlich in Deutschland, weil hier hohe Umweltstandards gelten und kurze Transportwege für geringe CO_2-Emissionen sorgen. Auch die Weiterverarbeitung erfolgt ausschließlich in Deutschland.